U0005057

50歲以後的養生寶典

中、西整合治療醫師
郭世芳◎著

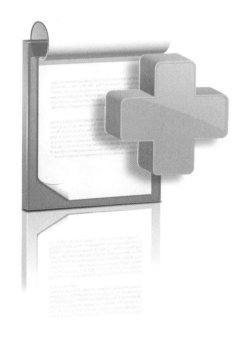

晨星出版

【自序】

妳（你）老了嗎？妳（你）害怕老化嗎？在醫學上，五十歲是一個大關卡，身體真的已經開始不一樣，女生可能會比男生早一點進入更年期，面臨缺少女性賀爾蒙甚至停經的狀態。在統計上，女性在缺乏女性荷爾蒙之後，心血管的風險也開始增加，血脂肪也開始上升，就連身材也會開始走樣；而男性通常會慢個幾年，隨著雄性素的下降，開始出現疲倦，小腹凸出。

其實在現代的忙碌社會裡，特別是工作壓力大、居住環境擁擠、工作時間拉長而導致情緒緊繃的台灣人，老化的現象也許會因為普遍過勞的身體狀態而提早出現，妳（你）也許會在一堆同學的聚會中開始發現大家看近的東西會拿下近視眼鏡，也許在聚餐中開始發現有些人會因為胃不舒服避掉一些酸甜辣的食物，也許晚上吃飯發現有些朋友不敢喝茶或咖啡，就怕晚上睡不著覺，甚至妳（你）可以看到朋友在吃飯前得先吞一些藥丸……

這些林林總總的症狀正意味著人開始進入中老年，自律神經開始出現容易不平衡的狀態，其他身體的代謝、腸胃、心臟、神經、腎臟、肌肉等系統都逐漸產生老化的現象，對中醫而言，正是天癸將盡，肝腎逐漸陰虛血少的時候，甚至因為長期過勞的影響，導致氣陰兩虛又有虛熱夾雜，常在門診可以聽來診的人表述自己是屬於「冷熱不和」的體質，就是吃補會不舒服，但是吃到太多退火的東西又會覺得身體變冷了。在本書中，我們試著從各個系統的角度分別切入，介紹

老化之後可能產生的生理變化，以及各系統容易產生的老化慢性疾病，再從中醫的觀點教大家如何辨認自己的身體和保養各系統因為五十歲以後而產生的問題。

我自己是位中西醫師，當中醫是我的興趣，學西醫則是為了能對疾病有更全面的判斷和了解，算一算這些年來診察超過三十多萬人次的患者，畢業二十三年，不知不覺自己也跨進了跟這本書名一樣的五十歲大關卡，所以這本書也正是自己在中西醫學中遨遊的體會，與所有的朋友互勉，並且一起面對中老年的挑戰，大家可以發現，其實對所有疾病來說，「預防勝於治療」還是萬變不離其宗的唯一法門，很多身體的狀況如果能提早認識，早點去修正自己的情緒或身體作息習慣，成效往往都是最好的，不管即將步入中年的人或已經進入中年的人都值得參考書中的說法和觀念。有個保養態度是我一直在門診中反覆強調的：人不是每天吞一顆葉黃素眼睛就會好，也不是每天坐在那邊吃循環藥身體血管就會暢通無阻，真正要能保持身體健康靠的還是對身體的正確認知和適當的養生調養。

一本書的完成要感謝的人很多：特別感謝企畫編輯何錦雲小姐幫忙收集的資料，也謝謝長期鼓勵指導我的師長朋友們，還有長期在門診相會的所有有緣人，謝謝大家的認同與鼓勵。

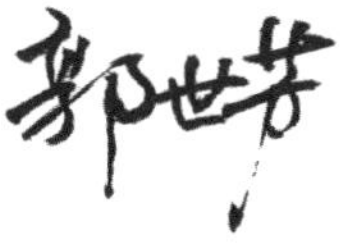

謹識於台南 二〇一七年六月

◆及早注意內臟器官病變

肝

脾

肺

腎

消化

便祕

◆避免聽不清、看不明、早發華髮、齒牙動搖

耳

眼

髮

口

◆老人骨，小心顧

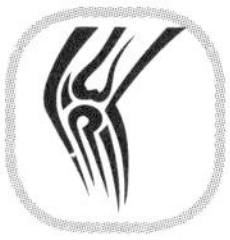

骨

◆中老年腰腿痛的治療方法

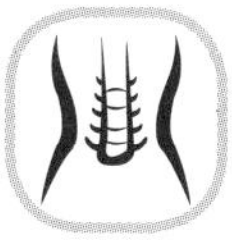

腰

睡眠（精神）

◆太瘦太胖都不好

身形

生殖系統

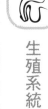

手腳冰冷

皮膚

身心

CHAPTER 1

五十歲，身體已經不一樣

● 總論

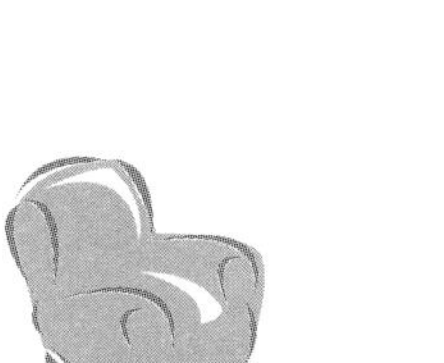

老化是人類成長過程中的必然現象，每一個人都會面臨老化，因此老化並不能算是一種疾病，既然不是疾病，自然也沒有辦法醫治。

衰老的過程很漫長，也不是因為單一因素所造成，在衰老的過程中，通常會同時出現生理上的衰老與病理上的衰老，且兩者互相影響，使得老化過程成為複雜的變化。

正常生理上的老化本來就會影響到日常生活，例如視力、聽力的減退，加上健康問題造成中老年人的壓力，就會使老化與疾病互相影響，造成更嚴重的功能衰退或是身心的症狀。這邊我們就以中老年人來統稱五十歲以上年紀的族群，來探討身體的改變與保養之道。

以身體各器官系統的老化來說，可以分為下列幾個方面：

● 細胞的衰老

細胞是人體各器官的基本單位，在老化的過程中，細胞會發生實質數量減少、衰老色素產生、細胞核增大或是縮小、染色體失常、粒線體數量減少、細胞酶減少導致功能退化或是細胞酶增加導致功能亢進，使細胞功能失常、細胞基質的水分減少，黏度增高，使細胞的營養交換發生障礙，進一步影響到人體內營養運輸及代謝的功能。

● 肌肉及骨骼系統

在肌肉方面，由於中老年人的內分泌改變，大腿、肩膀、臀部等部位的大肌群逐漸萎縮，肌肉力量減退，因此四肢的活動力也會隨著肌肉萎縮而降低。

就骨骼方面來說，在老化的過程中因為噬骨細胞的退化速度比成骨細胞緩慢，因此噬骨作用變得比較明顯，所以中老年人容易發生骨質疏鬆症，進而引起骨頭疼痛甚至骨折的現象。另一方面，中老年人體內細胞水分減少，脂肪的比重增加，因此脂肪的代謝速度減慢，容易在體內積聚，造成肥胖，加上骨質疏鬆的結果，因而發生脊椎、下肢彎曲的現象。

●感覺器官

中老年人的皮膚會出現鬆弛、彈性降低、失去光澤、粗糙、呈現淺褐色等情形，由於皮下脂肪減少，加上體內水分減少，還會造成皮膚皺紋增加和加深；此外，由於老年人皮膚的皮脂腺分泌減少，也容易造成皮膚乾裂、角化過度，在腳底和手掌的部位出現老繭。

尤其是五十歲以後，身體常曝露在外的部位例如前臂、手背和臉部，會出現色素沉著，逐漸形成老人斑，或是因為色素減少而形成脫色斑，還有些人的皮膚表面會長出突出的老年疣。另一方面，由於老年人的皮膚再生和癒合能力下降，因此受到外傷時，癒合的速度會變慢；有些更年期婦女停經之後體內缺乏雌激素的緣故，臉部還會長出少量的茸毛。

除此之外，老年人的頭髮會逐漸發生變脆、變乾燥、色素脫失的情形，造成白髮而且容易脫落。同時，老年人的指甲和趾甲會變脆、變薄，甚至出現變色、脫落及畸形等症狀。

大多數的老年人對於疼痛刺激的敏感度也會減退，因此容易發生撞傷、刺傷而沒有知覺的情形，也有些中老年人因無疼痛感而忽視病情，容易發生無痛性冠心病，例如無痛性心肌梗塞。

同時，每一個老年人對於冷、熱的感覺也會有不同程度的降低，因此容易因為感覺遲鈍而發生燙傷或是凍傷的情形。

在視力方面，老年人眼球的水晶體彈性逐漸減退，導致眼部肌肉調節的能力下降，近視能力減弱，導致遠視，也就是俗稱的「老花眼」；這點在現代這種3C盛行的時代裡特別明顯。此外，中老年人的水晶體發生退化性病變，隨著年紀的增長，發生老年性白內障的機率就越高，輕者會使視力減退，嚴重的話甚至會導致失明。年齡越大，瞳孔也會逐縮小，而且對光線的反應變弱，適應黑暗的能力也降低，同時視野也會變小。有些老年人的眼睛還會出現老年環即「角膜老年環」，這種發生在黑眼球邊緣出現一圈灰白色的環，屬於一種脂質沉著，不會影響到健康。

在聽力方面，老年人的聽力神經功能減弱，耳內鼓膜逐漸混濁，因此造成聽力下降，男性尤其較女性更為明顯，特別是過去在職場環境有嚴重噪音傷害者。一般來說，六十歲以上對於頻率 4000 Hz 以上的高頻音會有喪失聽覺問題。

在其他的感覺器官方面，由於中老年人嗅覺神經纖維數目減少，許多人會有嗅覺減退的現象，其中約有百分之十的人會喪失嗅覺。同時，由於中老年人舌上的味蕾逐漸減少，因此許多會發生食慾降低的症狀。

● 心血管系統

心血管疾病的發生就像是水管阻塞一樣，使用多年的血管壁產生沉積物，導致血管變狹窄，彈性減退，心肌收縮力也減弱。

五十歲以後，脂褐素沉著於心肌細胞中，造成心肌細胞發生褐色萎縮，進而導致供應心臟血液的冠狀動脈有不同程度的粥樣硬化，容易引發冠心病；同時，心臟瓣膜也會隨著年齡增加而鈣化、硬化，使得瓣膜開啟與閉合的功能減退。

中老年人的血管中層常有鈣質沉積，因此使得血管彈性減弱，阻力增加，常使血管內膜發生動脈粥樣硬化，很容易發生高血壓及血管破裂。此外，血管彈性減弱也會造成血流速度減慢，血管狹窄，血液循環的時間也因此而增加，導致中風的機率也因此提高。同時，由於老年人的微血管變脆，很容易破裂出血而形成瘀斑。

在造血方面，中年以後血

液細胞中的紅骨髓（造血功能極佳，隨著年齡減少）減少，黃骨髓（含大量脂肪組織，無直接造血功能）增多，因此身體的造血能力降低，尤其六十歲以上的老年人更加明顯。紅血球細胞及血紅素減少，導致老年人容易發生貧血；白血球及淋巴細胞減少，造成老年人的抵抗力降低，受到感染後啟動免疫系統的能力減退，感染後的恢復期也顯得長一些。

●消化系統

牙齒、食道、腸胃道都屬於消化系統。中老年人牙齒表面的琺瑯質與象牙質隨著年齡而磨損，因此象牙質往牙髓腔內增生，使得牙髓腔縮小，加上牙齦逐漸退化、萎縮，導致牙齒逐漸脫落，影響咀嚼的功能，必須要依靠強化腸道內消化來彌補咀嚼消化功能的不足，這同時也會刺激腸內菌群的發展，使腐敗菌、化膿菌等有機會滋生，容易造成口腔內的感染。

中老年人食道的平滑肌收縮功能降低，使得食道收縮和舒張的幅度變小，有時候雖然沒有發生病變，但是也會因此發生食道向下蠕動異常而產生吞嚥困難的情形。

中老年人由於腸胃道黏膜和平滑肌萎縮，因此腸胃蠕動減慢，容易造成噁心、嘔吐、便祕等腸胃不適的症狀；加上腸胃道分泌消化液和消化酶的功能下降，造成胃酸缺乏，如果加上腸胃蠕動功能減弱，就很容易發生消化不良或是便祕的情形。如果老年人有動脈硬化的症狀，一旦血管供血減少，會導致腸胃黏膜可能發生糜爛、出血、潰瘍等病變，因此對中老年人不正常持續性的胃脘疼痛，必須小心觀察，不可以等閒視之。

至於肝膽胰腺等消化器官，中老年人的肝臟會因反覆的發炎導致肝實質纖維化而造成肝臟體積有縮小的現象，而且肝細胞體積增大、數量減少，更會產生退化性病變，代謝速率變慢，解毒功能降低，容易使老年人發生藥物性肝損害，而且因為肝臟的代償功能變差，受到損害之後恢復的速度也會減慢。

在中年之後，膽管方面會發生膽囊及膽管變厚、彈性變差，造成膽囊下垂，而且膽汁量減少，濃度變黏稠，膽囊收縮力不佳使膽汁內含有大量膽固醇，容易導致膽囊炎和膽結石。

另一方面，中老年人胰腺重量會因為年齡增長而減少，位置也會跟著改變，胰島細胞發生變性，胰腺外分泌脂肪酶也會隨之減少，使得糖尿病和代謝疾病的風險增加。

● 呼吸系統

中老年人因為肺臟和胸腔老化，因此肺活量也會逐漸變小，導致肺內部殘留氣體的量增加，經過肺部運送氧氣進入身體組織的能力因此降低，受到換氣功能減退影響血液帶氧量的減少，中老年人的呼吸頻率也因此增加來獲得足夠的血氧濃度，除了常見的呼吸節律不整，甚至還會出現短暫的呼吸暫停。

此外，與呼吸相關的肋間肌、膈肌隨年齡衰退，因此造成老年人的胸廓變形，影響到呼吸的順暢。同時，由於呼吸道黏膜的纖毛逐漸萎縮，因此肺部的清除功能也相對減退，加上肺泡彈力纖維衰退造成的呼吸功能下降，使老年人容易發生肺部感染，特別是過了五十歲還在抽菸的族群，肺功能的損耗會更多。

● 神經系統的衰老變化

五十歲以後，腦神經細胞數目逐漸減少並且萎縮，細胞內脂褐質沉積，也就是俗稱的老年色素增多，腦部的血流量約減少百分之十六。這種隨著年齡增加而發生的神經元退化的病變，會造成老年人的記憶力與快速反應能力下降，雖然這是一種自然的老化，但是如果記憶力的退化超過了正常範圍，則會形成所謂的失智症。除了記憶力衰退之外，

身體會隨年齡老化

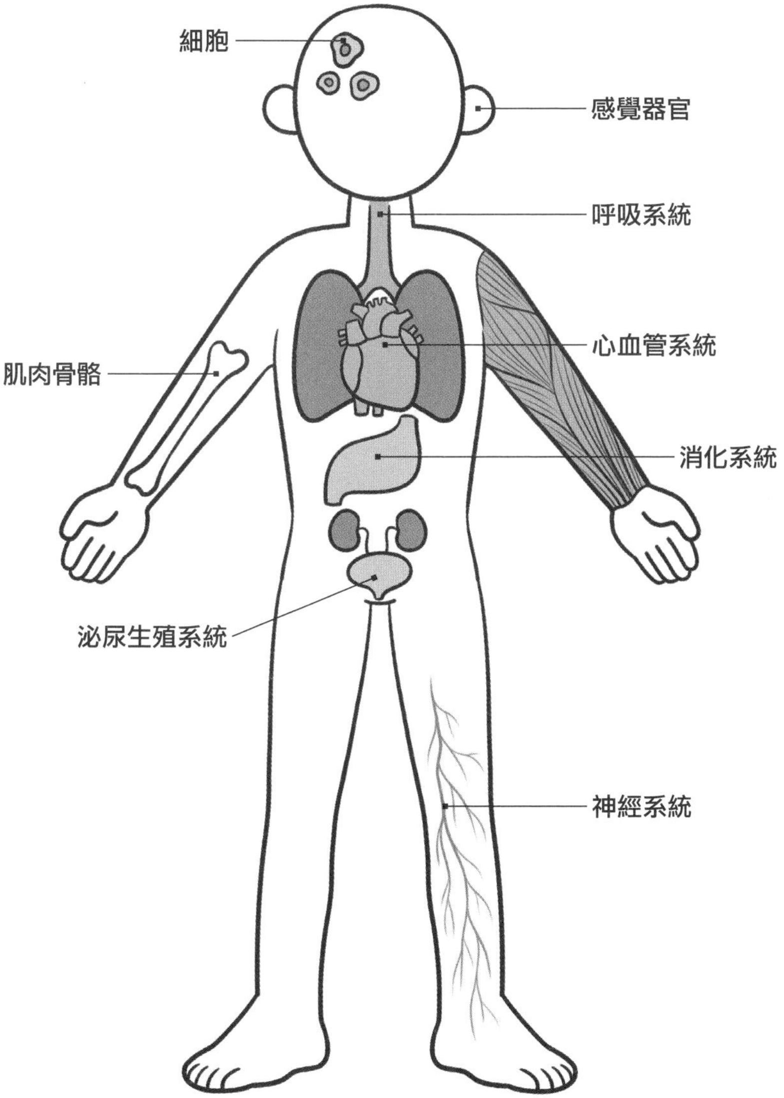

- 老化是人類必經的過程，人體會出現生理上與病理上的衰老。

中老年人還容易發生注意力不集中、失眠等症狀。

此外，雖然說中老年人神經傳導速度下降百分之十五至百分之三十，容易對外界事物反應遲鈍，動作協調能力下降，但是人體的中樞神經系統具有高度的調節能力，機械性記憶力的衰退可以由邏輯理解力來代替。

換句話說，老年人可以參考過去的經驗，對於較複雜的事物做出較準確的判斷，因而能維持較高智力的活動，並且進行一定程度的體力活動，越是擔心自己記憶力變差的人更需要注意千萬不要當一個老宅男宅女。

● 泌尿生殖系統的衰老變化

五十歲以後，人體的腎臟會慢慢地發生萎縮的現象，腎的血流量也會減少百分之四十七至百分之七十三左右，特別是一些缺乏運動代謝不良的中老年人，因此對於尿液的濃縮力和稀釋力都逐漸下降，造成水分及電解質排泄過多，發生脫水和酸鹼中毒的情形。

雖然腎臟的貯存能力很好，真正年紀大時，腎功能大多可以維持一般日常生活的功能，但是如果老年人罹患重大疾病，則很容易出現電解質紊亂的現象。

此外，老年人的膀胱肌肉會逐漸萎縮，例如膀胱擴約肌萎縮，尿道因此纖維化而變硬，同時由於容量減少，所以中老年人會有頻尿的現象，且容易尿失禁或滲尿。就男性而言，如果患有前列腺肥大也會因此影響排尿。

中老年人常見的疾病

中老年人最常見的健康問題就是慢性病，約有百分之七十的老年人至少罹患一種慢性病，而將近一半以上的老人同時罹患兩種或是更多的慢性病。

導致中老年人慢性疾病的原因，有部分是因為年輕的時候就有致病因素存在，例如作息不正常、生活壓力大、或是飲食習慣不佳、抽菸喝酒等。由於病情發展緩慢，等到症狀出現或是惡化時，已經是十幾年之後了。

這一類慢性疾病，患者通常沒有什麼感覺，很容易忽略病情的存在。常見於老年人的疾病，有以下幾種：

●高血壓

依世界衛生組織1999年2月新公佈「高血壓定義與分類」的標準，收縮壓在140mmHg，舒張壓在90mmHg以上，就會被認定為輕度第一級高血壓。

血壓會隨年齡增加而升高，男性約在四十歲之後，女性約在三十五歲之後，血壓就會明顯上升，到了五十五歲時才會逐漸緩和。許多老年人都有高血壓的症狀，由於過於普遍，因此也很容易被忽略。但是，在公布每年的十大死因疾病當中，有一半以上與高血壓有密切的關係，包括心臟疾病、糖尿病、腎臟病及腦血管病變。

●高血脂

高血脂也就是血液中的膽固醇值異常，大部分的原因與飲食有關，有少數的原因是家族基因導致。

膽固醇過高，很容易導致動脈粥狀硬化，而且提高罹患冠狀動脈心臟病及中風的機率。根據臨床上的統計，血中總膽固醇值每增加1 mg/dl，冠狀動脈心臟病的危險就會增加百分之二。因此，對於中老年人來說，降低膽固醇是減少心血管疾病風險的重要關鍵，因此飲食須特別注意。

●糖尿病

根據研究調查，確認糖尿病會隨著年齡上升而提高罹患風險，六十五歲以上的老年人當中有百分之二十有糖尿病，但是由於多數的老年糖尿病發病時沒有症狀，因此許多老年人沒有察覺到自己罹患了糖尿病，通常是透過健康檢查或是治療其他疾病時才發現。

糖尿病最常見的併發症為視網膜病變，也是導致成人失明的主要因素，其他還有腎臟病變、心血管病變等，對於健康的影響可以說是全面性的。

其中，患有糖尿病的老年人也很容易出現高血壓、肥胖和高血脂症的情形，這些因素都很

常見中老年人疾病

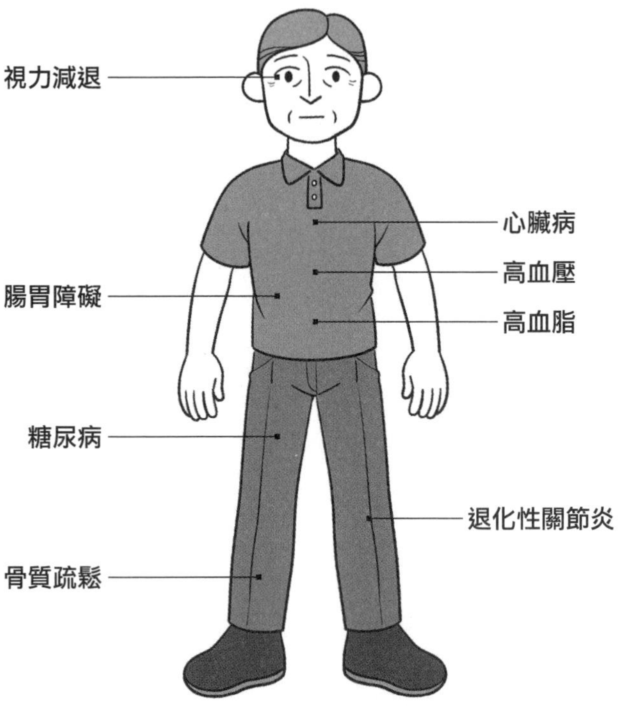

• 常見的健康問題多半為慢性病，特別是三高族群。

容易導致心血管疾病，併發血管病變。根據臨床統計，高齡糖尿病患者有百分之七十死於心血管疾病，因此患者更應注意飲食控管。

● 心臟病

心臟病為十大死因前三名，相關疾病還包括腦中風、高血壓，涵蓋範圍可以說是比腫瘤還要大。其中，死於心臟病的老年人當中，以高血壓性心臟病及冠狀動脈心臟病最常見。因此，對於老年人來說，秋冬季節轉換的時候，日夜溫差大、感冒肆虐，引起心臟病很容易發作，要特別注意。

● 退化性關節炎

常說關節不好的人像氣象台一樣，中老年人的關節的確常會因為天氣及氣壓的轉變而發生腫脹、發炎及疼痛的情形，發生的部位以膝蓋、臀部髖關節等承受身體很大重量的關節處最常見，通常除了感覺到明顯的疼痛之外，關節退化日久甚至還會導致關節變形。

退化性關節炎發病的主因是老化或是肥胖。此外，關節曾經受傷，或是從事負重工作的人也比較容易罹患退化性關節炎。

● 骨質疏鬆症

骨質疏鬆症患者不會有預警，當症狀發生時，往往是骨折，尤其是發生在脊柱體及髖部的骨折最嚴重。特別是超過六十五歲的老年人患有骨質疏鬆症時，很容易發生髖部因跌倒或其他受傷導致髖關節或股骨骨折的情形，如果因此身體無法恢復日常生活活動，可能導致一年內死亡率為百分之十五，主要原因為長期臥床引發的腎功能衰竭及感染為主。

● 腸胃障礙

中老年人腸胃系統的問題包括消化不良、脹氣、便祕等，雖然對於生命威脅的程度較低，但是這些症狀常困擾中老年人，影響生活品質。

據統計，老年人便祕的情況為年輕人的五倍，原因是老年人腸道蠕動變慢，纖維攝取不足，以及藥物的影響，例如老年人常服用抗制酸劑、憂鬱劑、利尿劑等，都可能會影響腸道的活動，造成便祕的情形。一般來說，除了補充水分之外，攝取纖維質豐富的食物及按摩也可以幫助刺激腸道的蠕動。

●失眠

中年之後常有失眠的問題，除了生理上的病痛所造成之外，大部分的失眠都是因為心理問題造成，例如空巢期、經濟問題、喪偶等因素。根據統計，六十五歲以上的老年人失眠的比率是年輕人的五倍以上。如果不正當的就醫及濫用安眠藥物，容易導致白天嗜睡、精神體力減退，甚至又再進一步影響心理層面導致惡性循環。

●視力減退

中老年人常見的眼睛問題包括老花眼、飛蚊症、白內障、青光眼以及老年性黃斑病變，其中以青光眼及黃斑病變對視力的影響最大，特別是在這個 3C 裝置氾濫的時代裡，過度的使用甚至在五十歲之前就出現眼睛視力的退化。

此外，慢性青光眼病情發展緩慢，但是會侵蝕視神經，等到發現視力降低時，通常只剩下不到百分之十的視神經。因此，五十歲以上的老年人最重要的是每年定期測量眼壓及視力。

●意外傷害

五十歲之後慢慢進入老年期，老年人常發生跌倒的意外事故，情況較嚴重的甚至會臥床不起，失去生活能力。因此，家中如果有老年人，空間的規劃就顯得很重要，例如地板高度、浴室防滑以及扶手安裝等，都是應該要注意的事項。

中老年常見的生理變化

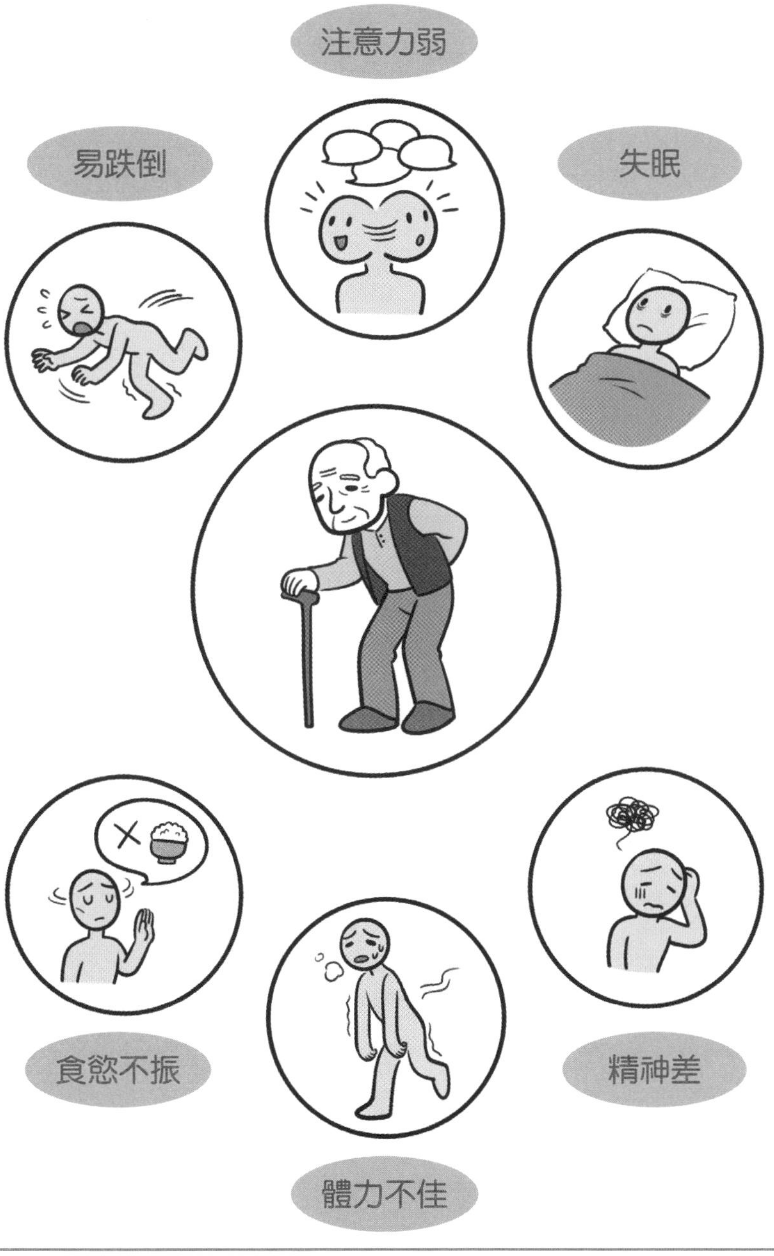
注意力弱
易跌倒
失眠
食欲不振
精神差
體力不佳

如何發現年長者疾病徵兆

當中老年人身體不適時，不一定都能清楚地表達，因此家人的觀察與關心就顯得很重要。而且，並不是每種疾病出現的症狀都很明顯或是典型，那麼家人應該從哪些指標去判斷進入中老年的家人需要就醫呢？

● 常表現出疲倦的樣子

家中的中老年成員如果老是覺得疲倦、嗜睡，甚至出現食慾不佳的情況，這些症狀有可能是中老年憂鬱症的表現，要儘快就醫確診。也許是身體賀爾蒙的減少導致的變化，患憂鬱症大多是以功能退化、行為退縮或是對原本有興趣的活動變得不愛參與，不像年輕人患憂鬱症時，願意吐露心事。而這些轉變都必須透過家人朋友得細心觀察和記錄才能發現，臨床上有許多原本社交活動活躍的退休中老年人，會慢慢變得不愛出門，而且出現覺得自己老了沒有用等想法，等到就醫後才發現罹患了憂鬱症，也許我們該稱呼這只是一種憂鬱狀態，因為透過適當的認知和治療是可以改善的。

● 體重突然減輕

體重是一個很簡單可以觀察量化的身體狀況指標，當一個人在沒有刻意減重的情形下，體重在短時間內突然減輕，例如一個月減輕原有體重的百分之五，或是半年內減少百分之十，就應該要就醫找出原因。

對於老年人來說，不明原因的體重減輕有百分之三十可能是腫瘤所造成，百分之三十可能是失智症，另外有百分之十可能由糖尿病、甲狀腺功能低下等其他疾病問題所造成，另外百分之三十則是因為不明原因所導致。

長者的疾病警訊

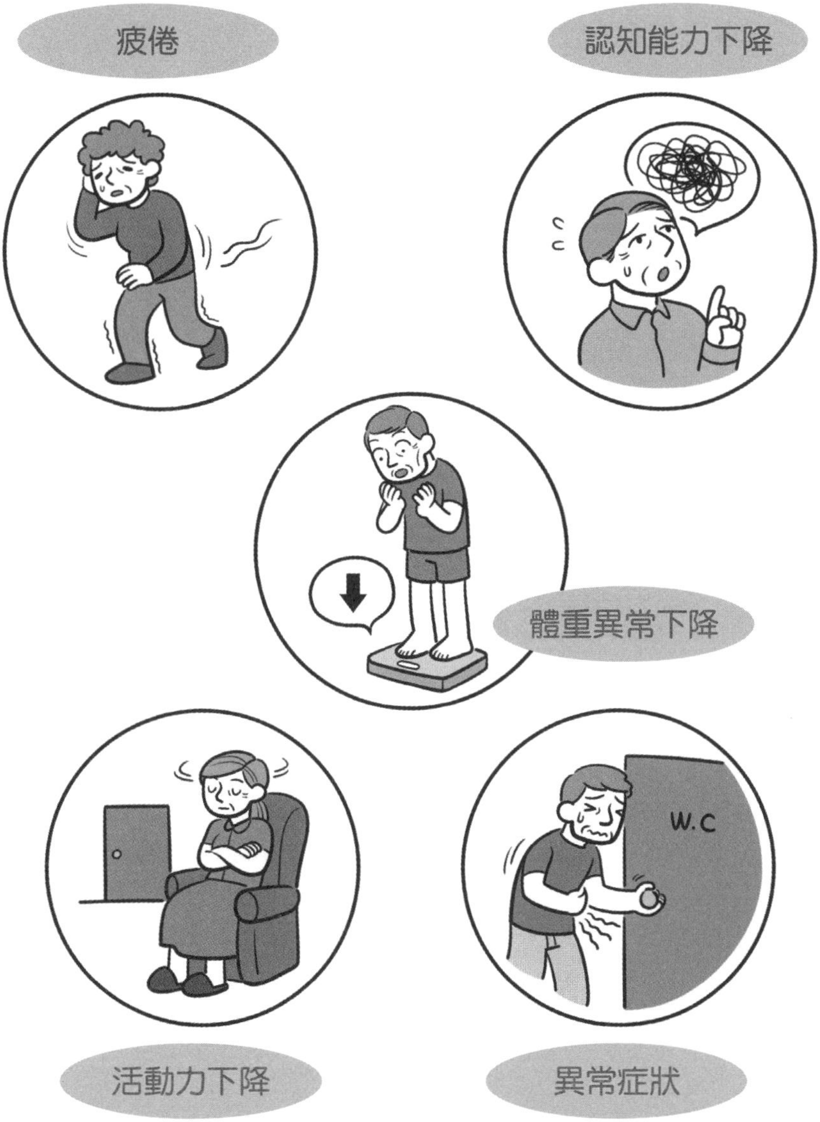
疲倦
認知能力下降
體重異常下降
W.C
活動力下降
異常症狀

- 通常中老年人易產生乏力疲倦的情況，但進而出現以上徵狀要特別注意。

●認知能力、活動力突然降低

有些中老年人會突然發生不願意走路，或是突然不進食的情況，但是自己無法正確表達出哪裡不舒服，有時候也會被誤認為是在鬧脾氣，此時家人應該要警覺是否為失智症的前兆。

失智症初期發生的記憶力衰退或是認知能力降低時常被認為是老化的正常現象，到了症狀嚴重家人才驚覺可能是失智症時，通常已經是中度失智症了，當然另外一種狀況是正常腦壓的水腦症，家中的中老年人可能出現記憶認知力退化，滲尿遺尿，走路跛行等類似失智症或巴金森氏症的狀況，這時候可以請求醫師協助診斷，因為正常腦壓的水腦症透過適當治療是可以大幅緩解改善症狀的。

●其他

當老年人出現胸痛、排便習慣改變、長期聲音沙啞或咳嗽、反覆出現腹痛、嘔吐或是吞嚥困難、排尿疼痛、頻尿、關節疼痛、身上出現腫脹或硬塊、持續喉嚨痛、異常出血或分泌物、非外傷性出血或瘀傷、聽力喪失等等情形，都應該要就醫，以便得到適當的診斷及治療，畢竟除了預防勝於治療之外，早期診斷早期治療也是所有疾病能有較佳預後的不二法門。

老年腦部變化

	病因	症狀	
		記憶認知	四肢
失智症（阿茲海默症）	1．海馬迴退化 2．大腦皮質層神經退化	減退	靈活
巴金森氏症	1．中腦（腦幹）黑 2．質神經細胞退化	正常	手抖 全身僵硬 動作遲緩

熟齡男女有什麼不同

根據流行病學的研究與調查，臨床上有些疾病發生在中年之後的男性與女性身上的風險不盡相同。

例如說，中老年女性罹患骨質疏鬆、失智症、老年憂鬱症的比例明顯高於男性；但是，中老年男性罹患心臟病、中風或冠狀動脈性疾病的風險則比中老年女性較高。

就女性而言，更年期停經後，由於缺少女性荷爾蒙的保護，因此骨質流失的速度會突然變快，相對地使得骨質疏鬆症的發生率提高。由於骨質疏鬆症對於骨頭的影響很容易發生在支撐體重的骨骼上，例如脊椎、骨盆、大腿骨與膝關節等部位，因而老年女性的脊椎容易發生壓迫性骨折。

此外，老年女性罹患失智症和老年憂鬱症比率較高的原因，除了因為女性的平均壽命較男性長之外，還可能與荷爾蒙及環境因素的影響有關，目前有醫學研究指出，失智症與老年憂鬱症往往有共病關係，但是發病的先後關係則還有待進一步的研究。

至於男性，由於相對沒有女性荷爾蒙保護，動脈硬化的速度較女性快，加上許多男性有抽菸、喝酒的習慣，在工作、家庭方面也比較常處於高度的壓力之下，因此在罹患心血管疾病方面的風險很明顯地高於老年女性。

在泌尿道疾病方面，尿失禁是男女性在年齡增長之後都可能會發生的問題。中老年男性多半是因為前列腺肥大導致「溢出性尿失禁」，而五十歲之後的女性則大多是因為曾經生產或是接受骨盆腔手術而導致「應力性尿失禁」，當提重物或打噴嚏時就可能因為腹壓突然增加，導致漏尿的情形。

男女更年期大不同

	男♂	女♀
原因	睪固酮分泌降低	停經、卵巢功能開始衰退。
症狀	性慾降低、焦慮、情緒易暴躁、缺乏活力、性功能障礙、尿失禁。	頻尿、記憶力衰退、心悸、皮膚乾癢、缺乏活力。
常見疾病	代謝症候群、慢性病	骨質疏鬆

- 不同的雌激素進入細胞中，須與特定的雌激素受體結合，才能開始傳遞一連串訊息，調控組織細胞的生理機能。

至於泌尿道感染是老年人很常發生的疾病，屬於高危險族群。中老年男性常合併前列腺肥大，阻礙尿液排放而導致殘尿滯留；而中老年女性於停經後，會陰部細菌種類和數量改變，加上糖尿病的發生率隨年齡增加而升高，容易造成致病性細菌於會陰部和泌尿道增生，造成感染。

還有研究顯示，六十五歲後發病的糖尿病，不論治療的狀況如何，男性因為糖尿病所造成的死亡風險在每個年齡階段沒有太大的差距，但是對於老年女性來說，如果不積極進行相關治療，糖尿病以及相關併發症所引起的死亡率在發病3年後便會大大地提升，故在糖尿病方面，女性應比男性更多加注意。

男性也有更年期

不用懷疑，一般在門診告知五十歲多歲的男性朋友看診所困擾的症狀是更年期引起，通常都會迎來不可置信的眼光。大家都知道女性會經歷更年期，但是其實男性也會有更年期，也就是男性賀爾蒙低下的情形。只是男性更年期症狀不如女性明顯，因此在臨床上，也不容易確定發生的時間與過程。

一般男性過了四十歲，雄性激素的機能與數量就會隨著年齡的增加逐漸衰退、減少，尤其是睪固酮的分泌會減少，而這種體內荷爾蒙分泌的變化，會使男性出現生理和心理方面的變化，造成男性身心方面的障礙，這些障礙稱為「男性更年期」，其中有些症狀類似女性更年期症狀，例如熱潮紅、心悸、盜汗、頻尿等，有些則與女性更年期症狀不同，例如前列腺肥大、睪固酮分泌減少等。

男性更年期最明顯的症狀就是睪固酮過低，進而引發老年男性的身心障礙。男性睪固酮分泌的高峰期為十五歲至三十歲，接下來會以每年百分之一至百分之二的速率下降，到四十歲之後，就會發生睪固酮明顯分泌不足的症狀。

睪固酮分泌減少會導致老年男性的精子數目下降、精蟲活動力降低、睪丸變小、射精量及精液減少，以及常感疲倦、力不從心的感覺；少數的老年男性會出現失眠、躁動不安、頭痛等症狀。

男性更年期症狀大多就發生在五十歲到六十歲之間，因為荷爾蒙的變化，使雄性激素分泌量開始下降，睪丸、腦垂體、下丘腦和大腦皮層之間的相互作用失去平衡，因此會引發一些更年期症狀，通常有以下幾種：

● 生理機能變化

老年男性更年期會出現自律神經失調的現象，例如盜汗、潮熱、心悸、胃腸道不適、便祕、皮膚粗糙等現象，有些人還會出現心血管系統功能紊亂，發生陣發性的心跳過速或是心跳過緩的症狀。其他還有例如身體脂肪增加、肌肉強度減退、骨骼關節疼痛、容易疲倦、體力明顯不足、睪丸變小、骨質疏鬆、記憶力及注意力不佳、肌肉張力降低、體重增加、糖尿病等症狀。

● 情緒和心理症狀

睡眠與情緒障礙經常是男性更年期主要的精神併發症，特別是在工作壓力較大的環境，五十歲之後的男性容易出現情緒起伏不定、疲勞、注意力不集中等現象，嚴重的話還會逐漸變得沮喪、抑鬱、焦慮猜疑、敏感、脾氣暴躁等情緒不穩定。此外，還可能會出現難以溝通的情形。

● 泌尿系統及性功能衰退

根據研究報告顯示，五十歲以上的男性約有百分之七十五的人會出現良性前列腺肥大的問題，而且隨著年紀增加罹患率越高，因此前列腺肥大的問題與男性更年期有密不可分的關係。

前列腺肥大不僅會在日常生活上造成解尿的困擾，例如頻尿、餘尿、前列腺疾病等排尿症狀；同時也會間接造成性功能障礙，例如性慾減退、勃起障礙、早洩、逆行性射精等。

中老年人性功能減退的原因除了生理因素，也就是神經系統衰退，腦中樞感受性降低，使得肌肉系統興奮過程和抑制過程不協調之外，還有心理方面的原因。例如家庭、工作、社會環境的負擔與壓力，造成精神與心理上的壓抑，時間一久，便會引起正常神經與內分泌的功能失調，導致精神性陽痿。

與中老年女性不同的地方是，因為男性並沒有「停經」的界線，因此男性性腺與睪固酮的衰退是逐漸而且緩慢的，每個男性個體間也會出現較大的差異，有些人可能在三十歲就發生更年期症狀，也有人到了六十歲才會有症狀出現，根據臨床統計，大約有百分之三十的四十至七十歲的男性會出現更年期的臨床症狀，需要進行治療。

一般來說，四十歲以上的男性才可能有需要進行補充睪固酮治療的患者，不過，近年來有越來越多的男性提早出現睪固酮低下的症狀。醫師多會藉由評估患者身心的變化及配合血液中睪固酮的濃度檢查來診斷是否進入男性更年期階段。

更年期症候群

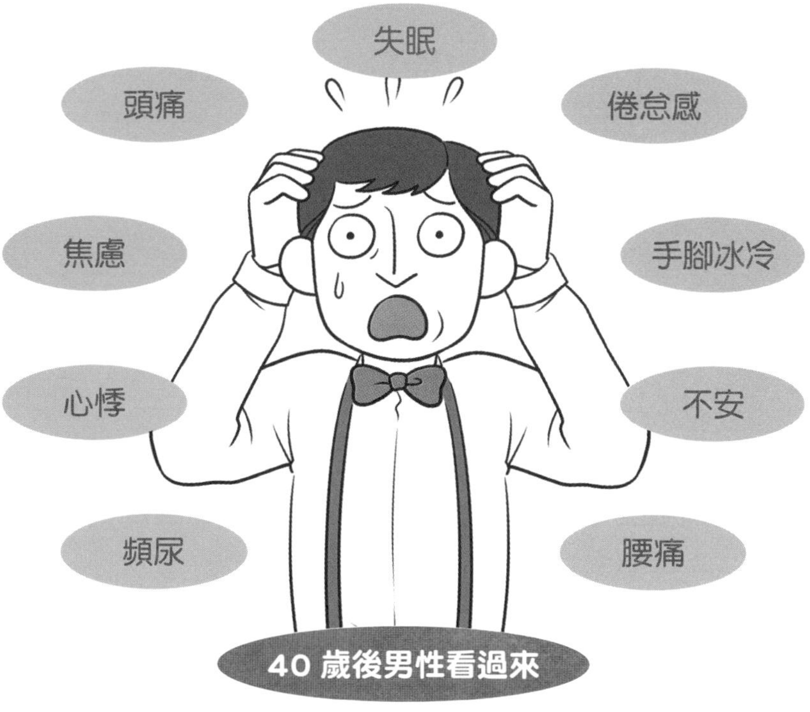
失眠
頭痛
倦怠感
焦慮
手腳冰冷
心悸
不安
頻尿
腰痛
40 歲後男性看過來

- 男性荷爾蒙會隨著年齡慢慢減少，是人體的自然現象，以上為男性更年期的症狀。

男性更年期自我檢測

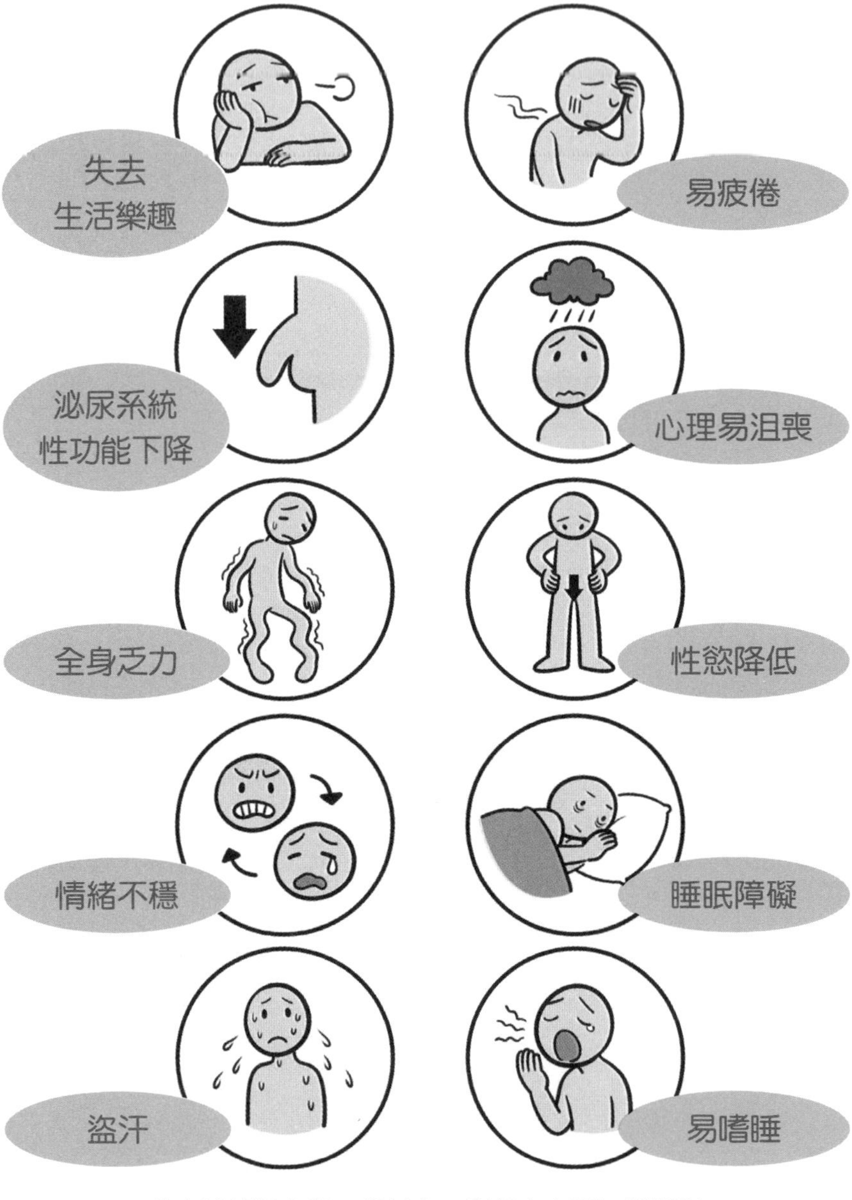

- 若上述情況出現 3 個以上，則須小心更年期報到。

用中藥調理，做好五十歲以後的養生

雖然傳統醫學並沒有更年期這個名詞，但是醫書《內經》裡，首篇《上古天真論》中對人的生長、發育、衰老、死亡過程就作了一些論述：「丈夫八歲，腎氣實，髮長齒更；二八（十六歲）腎氣盛，天癸至，精氣溢瀉，陰陽和，故能有子；三八（二十四歲）腎氣平均，故真牙生而長極；四八（三十二歲）筋骨隆盛，肌肉壯滿；五八（四十歲）腎氣衰，髮墮齒槁；六八（四十八歲）陽氣衰竭於，上面焦，髮鬢斑白；七八（五十六歲）肝氣衰，筋不能動，天癸竭，精少，腎臟衰，形體皆極；八八（六十四歲）則齒髮去。」

雖然以現代人的營養和古人在年齡時間點上會有所差異，不過一些隨年齡變動的生理狀況所出現的順序是相同的，根據症狀來說，男性更年期就中醫的辨證論治觀念來看，可以分為以下幾種證型與參考的處理方法。

這邊特別強調處方必須經由合格醫師診察開立，千萬不可自己對號入座或自行買藥服用：

● **心腎不交，腎陰虛弱**

症狀：

頭暈、頭痛、心悸、潮熱、耳鳴、早洩、容易失眠、多夢，記憶力減退、皮膚遇熱發癢、舌紅少苔、脈細數（脈搏變小，速率加快）。

治法：

補陰清熱，交通心腎。

方藥：

黃連阿膠湯合六味地黃丸加減；如果出現全身搔癢的症狀，可加入杭菊、苦參根，蟬蛻等。

● **肝氣鬱結，氣鬱化火傷陰**

症狀：

心裡煩躁、容易動怒，心悸、胸悶、頭痛欲裂、睡眠品質不好、耳鳴、口乾舌燥、四肢麻木、噯氣泛酸、大便乾結、性慾降低、舌紅苔薄，脈細弦數。

治法：

疏肝解鬱，滋水涵木。

方藥：

加味逍遙散合知柏地黃丸加減；如果有失眠症狀，可加入生龍骨、鉤藤鉤、酸棗仁、知母。

● 脾腎陽虛，內濕阻滯

症狀：

容易心悸、四肢冰冷、畏寒、記憶力衰退、體力下降、疲倦、消化差、噁心嘔吐、大便稀薄、早洩、舌苔呈現白色，脈沉緩無力。

治法：

溫補腎陽，運化痰濕

方藥：

濟生腎氣丸加味；如有常常感到腰部冷感的情形，可加入補骨脂，金櫻子，川續斷，杜仲。

● 心脾兩虛，神志不舒

症狀：

易感到心煩氣躁、或常感到悲傷、憂鬱、多夢、精力衰退、頭暈眼花、尿清而量多，便溏、舌淡苔薄白或厚膩，脈細緩。

治法：

補養心血，安神健脾

方藥：

甘麥大棗湯加味；如果胸悶痰多，可以加入丹參，瓜蔞，鬱金，佛手。

● 腎陰陽俱虛，精髓失養

症狀：

腰痠、膝蓋痠軟、不安、毛髮脫落、暈眩、耳鳴、頻尿、尿急、餘尿、陽萎、舌苔薄白，脈沉無力

治法：

溫腎培元固精。

方藥：

右歸丸加減；如果盜汗不

止，可以加入生黃耆，浮小麥，龍骨。

除此之外，中老年男性也可以藉由針灸或簡單的溫敷穴位來進行保健，臨床上常取肝俞、腎俞、內關、關元、中極、百會、足三里、三陰交等穴位；耳針的部分則常選擇腎、心、肝、腦、枕、神門、交感、內分泌、皮質下等穴位進行治療。

中醫認為中老年男性的身體機能下降，大多為腎陰陽失調、臟腑功能紊亂所導致，因此也建議可以藉由藥膳食療來作為平時養生保健的方法。以下為幾種老年男性保健的藥膳：

● 桃核芡實蓮子粥

材料： 核桃仁、蓮子各5錢，茯苓4錢，芡實3錢，米適量。

作法： 所有材料煮粥即可。

功效： 適用於脾腎兩虛，消化能力較差，怕冷之中老年男性。

● 首烏茯苓小米粥

材料： 首烏8錢，茯苓5錢，小米適量。

作法： 以紗布包首烏，所有材料加水煮粥，煮熟之後，去藥包即可食用。

功效： 適用於肝腎陰虛，腰膝容易無力之中老年男性。

● 杞參羊肉湯

材料： 枸杞子8錢，黨參、乾姜各3錢，胡椒適量，羊肉12兩，調味料適量。

作法： 羊肉與所有藥材加水煮至肉熟後，加入適量的調味料即可。

功效： 適於腎陽虛，體弱無力怕冷之中年後男性。

再次強調上述之證型僅供參

考，除了藥膳以外的藥方不要自行服用，因為中醫判定體質常會有所謂兼夾症，類似一般所謂的「冷熱不合」，比較恰當的方式還是經由合格中醫師診察。

常用中醫養生藥膳調理藥材

建議諮詢中醫師確認體質再使用

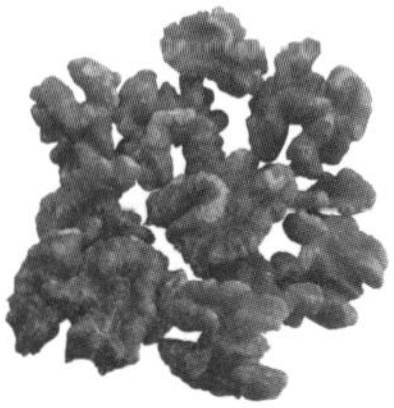

核桃仁
補腎滋潤

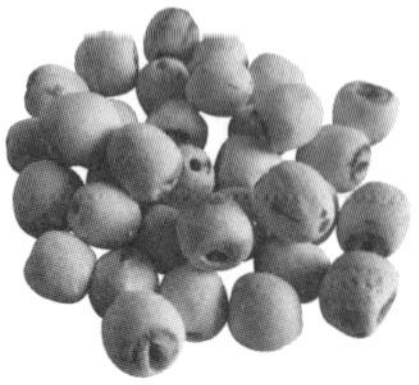

蓮子
健脾安神

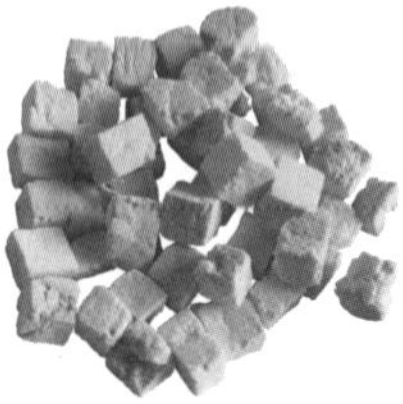

茯苓
健脾利水腫

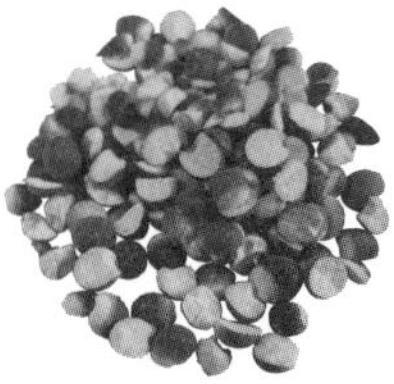

芡實
健脾止瀉

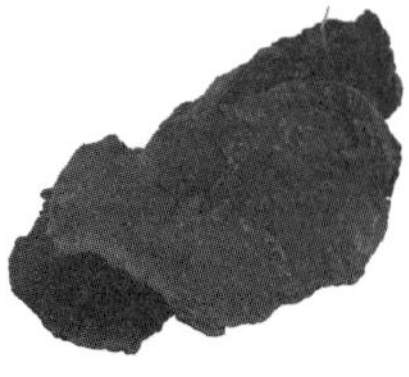

何首烏
平補肝腎

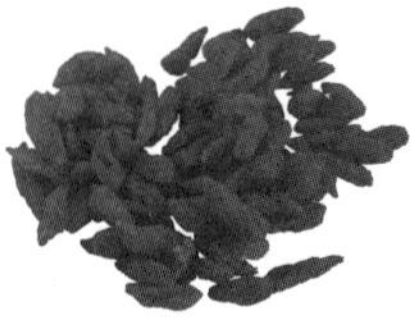

枸杞
補肝腎明目

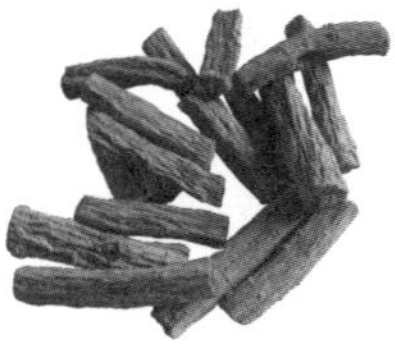

黨參
補脾胃氣

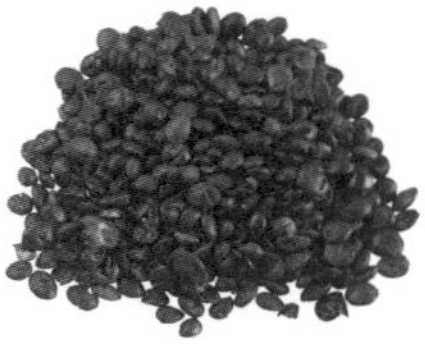

酸棗仁
養心安神

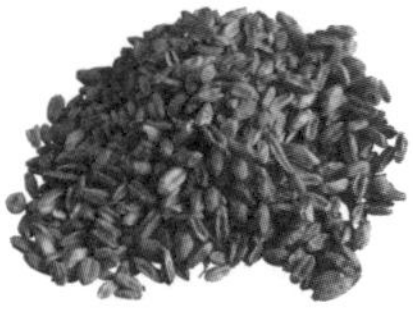

浮小麥
安神收斂止汗

- 所有藥材建議使用檢驗合格的安全藥材為佳。

五十歲的女性身體有什麼變化？

女性過四十歲後卵巢功能衰退，身體會開始漸漸出現一些變化，進入更年期的階段，部分女性會出現一系列因雌激素減少而引起自律神經功能失調的症狀，醫學上稱為更年期症侯群。

有些人進入更年期時並不會有任何感覺，但是大部分的女性多少都會有幾項或全部的更年期症狀，有些人恢復得很快，但是也有人的症狀持續到停經後數年甚至十幾年之後才消失。由於受到賀爾蒙的影響，女性會有幾項可以自我察覺的症狀：

● 神經血管方面

在更年期症侯群中，熱潮紅是最常見的情況，可以在幾秒鐘之內就能讓人突然燥熱無比，胸部、頸部及臉部感到體溫上升，而且這些部位的皮膚發紅，伴隨盜汗的現象，在天氣寒冷時也是一樣。有些人一天內會發生數次，嚴重的話還會發生數十次，而且可能會延續發生到停經之後。熱潮紅如果發生在夜間睡覺時，導致全身出汗，會干擾睡眠，影響到生活品質。

此外，由於自律神經失調的緣故，更年期的女性還會出現盜汗、失眠的情形。還有，許多更年期女性會感覺到心跳加速等心悸現象。

● 情志問題

人格情緒的轉變，有些人甚至會有懷疑自我價值的情況發生，而被誤認與精神疾病有關。另一方面，日常生活的處事和以往比較起來，變得較沒耐心、對事情更敏感、容易煩躁、多疑、焦慮等。同時，由於精神上的問題，導致生理上出現失眠、頭痛、憂鬱、焦躁不安、易疲倦等症狀。

● 皮膚

皮下組織水分減少導致皮膚失去光澤，變得乾燥敏感、暗沉、皺紋增加，容易出現皮膚乾癢的問題。

頭髮變灰或是變白，乾枯、容易脫落；眼睛乾澀、不適；唾液腺萎縮，因此容易時常感到口乾舌燥。

● 生殖器官

由於內分泌的變化，女性大約在四十歲開始月經會開始變得不規則，經期可能提早或延後才

更年期變化的關鍵

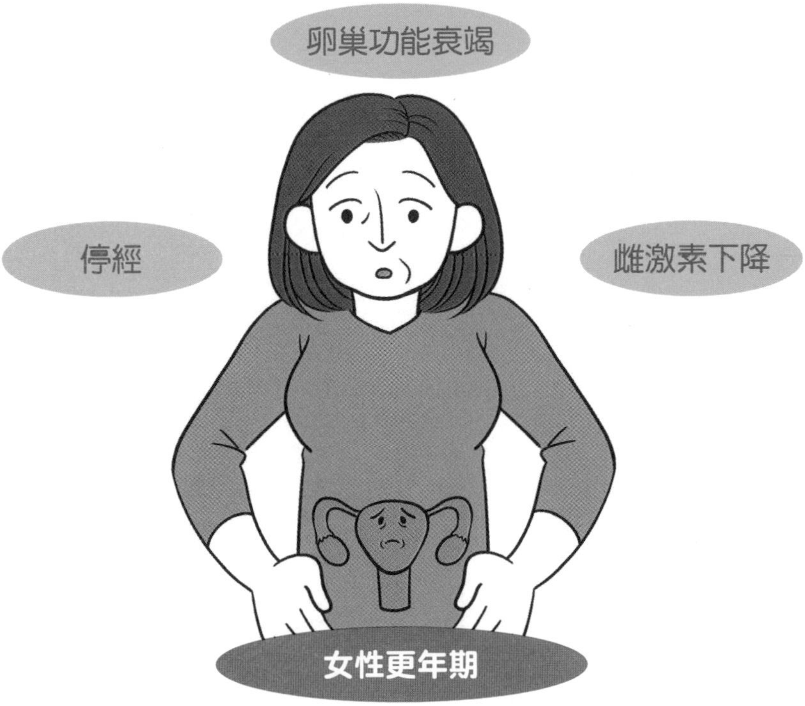

- 女性更年期通常會持續 10 ～ 20 年，為漫長的身體轉化過程，因而可分為兩期，分別為停經前期、後期。

來，然而比較值得注意的是，如果經期來時容易滴滴答答淋漓不乾淨，這時建議應該找一下婦產科醫師確認一下狀況比較妥當。

中、老年女性從經期紊亂到停經為止，會出現退化性陰道炎、陰道癢或是灼熱刺痛、白帶增加、性交疼痛不適等狀況。

●泌尿道方面

因尿道表皮萎縮，容易引起尿道炎、頻尿、尿失禁等症狀，加上曾經生產過，中、老年女性還會出現大笑、咳嗽、大噴嚏時腹壓增加會漏尿的困擾。此外，容易有頻尿上廁所次數增多、來不及上廁所就漏尿的情形。

●其他

女性在更年期前後，會出現站立時感覺暈眩，甚至感到噁心及食慾不振。也因此常就診於耳鼻喉科和神經內科尋求協助。

此外，由於骨質逐漸隨著年齡增長而流失的關係，中、老年女性容易出現骨質疏鬆的症狀，關節支撐力會降低，特別是平常就常彎腰負重工作或多產的媽媽們，加上腰、臀骨頭旁的肌肉力量減弱，容易發生腰痠背痛的現象，或是伴隨關節痛的症狀，尤其是膝關節疼痛最為常見，這時候除了關心骨質疏鬆以外，也要注意更年期以後容易發胖的體質，控制適當的體重。

如果之前月經週期正常，而且沒有伴隨任何不適的女性，在更年期之後有些會忽然出現經前頭痛、乳房脹痛、情緒不穩、易怒、失眠、多夢、腹脹或四肢腫脹等情形；如果是年輕時就已經有經前症侯群的女性，在更年期時症狀也許會變得更加明顯。

五十歲以上的女性除了更年期症侯群之外，因為身體機能的衰退，缺乏了性荷爾蒙的保護，造成血脂肪、血糖、尿酸等代謝容易紊亂，也間接容易因為動脈硬化的機率增加而出現心臟血管系統方面的疾病。

女性更年期自我檢測

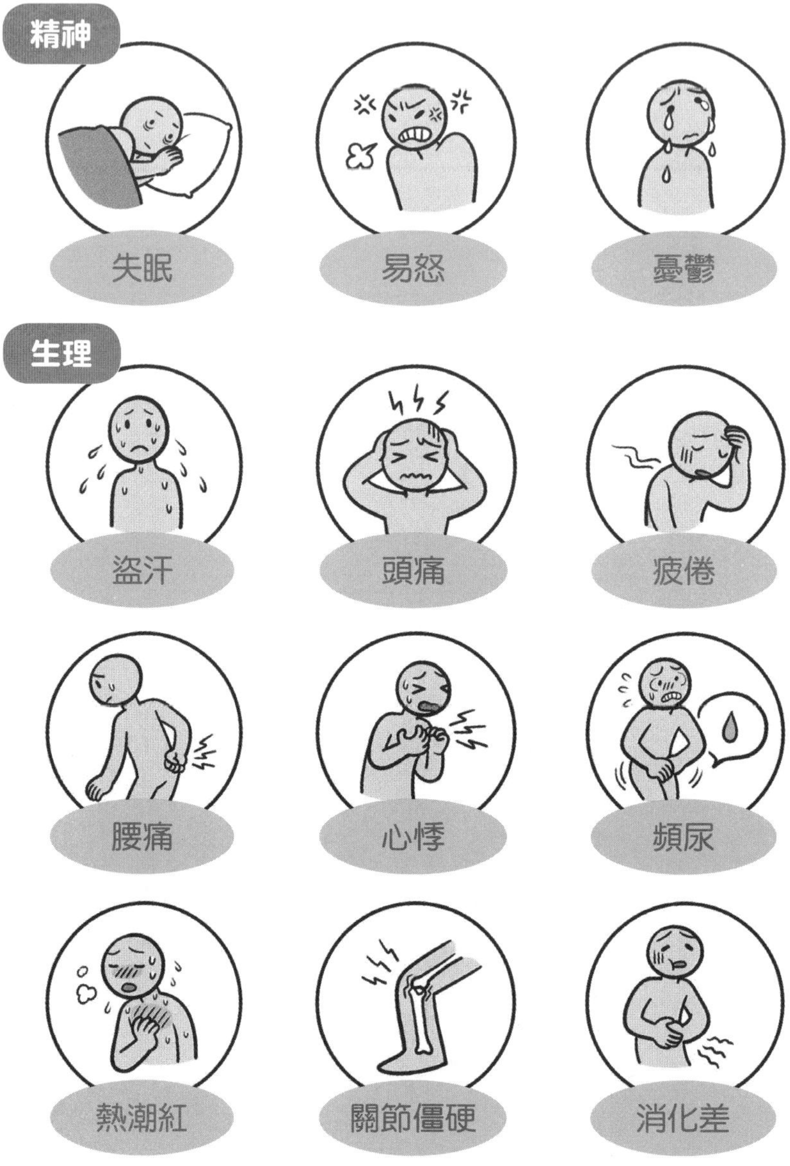
精神
失眠
易怒
憂鬱
生理
盜汗
頭痛
疲倦
腰痛
心悸
頻尿
熱潮紅
關節僵硬
消化差

- 女性必經的三個階段，分別為青春期、生育期、更年期。正確認識更年期階段所出現的症狀，加強保健意識，為未來做準備。

五十歲女人的調理保健

根據中醫的臨床經驗認為，女性更年期的主要症狀是腎虛，腎虛會導致其他臟腑功能失調，並且造成血液循環不良，衍生許多其他的症狀。

男性調理有提到《內經》丈夫八歲……的段落，則女性調理的章節也提女子七歲……的段落，透過臨床表現及體質狀況，歸納常見的證型有以下幾種供大家參考：

● 心腎不交型

症狀： 通常表現睡眠障礙為主要症狀：白天全身疲累，但是到夜晚卻精神亢奮，難以入眠。平時頭、頸、胸、背部盜汗，面頸潮熱，心煩、心悸，口乾舌燥，腰膝痠軟，舌苔紅少，脈細數。

方藥： 黃連阿膠湯加減。這時候只吃黃連只能治標，卻不能治本。

● 陰虛陽亢型

症狀： 主要以頭暈和頭面部表現為主，時常暈眩，心情煩躁，易怒，面部潮紅、發熱，全身盜汗，咽乾口苦，腰痠背痛。

方藥： 當歸六黃湯加減。

● 心脾兩虛型

症狀： 通常會表現倦怠，會覺得自己比較「冷底」，常常覺得全身疲倦，情緒焦躁，甚至感覺悲傷，食慾不振，暈眩，胸悶心悸，舌苔薄白，脈細弱。

方藥： 歸脾湯合甘麥大棗湯加減。

● 肝鬱腎虛型

症狀：

以胸悶脹痛明顯，情緒鬱悶，煩躁易怒，胸悶，乳房脹痛，口乾苦，腰痠背痛，舌苔紅少，脈弦數。

方藥：

逍遙散加減。許多更年期的女性喜歡自行購買加味逍遙散服用，特別是電台廣播藥物的強力廣告，然而更年期就服用加味逍遙散的觀念卻不盡正確，甚至可能有害體質，建議還是透過合格醫師的判定為佳。

● 腎陰陽兩虛型

症狀：

表現以虛冷無力為主，月經紊亂，暈眩，耳鳴，腰痠乏力，下肢冰冷，畏冷，怕，舌苔薄白，脈沉細。

方藥：

二仙湯加減。此方藥較為溫性，如果沒有經由醫師確認也不要亂服用，反而容易化燥上火。

中醫治療養生保健對於不適合服用雌激素或是對服用雌激素有疑慮的中、老年女性，提供另外的保健方法，除了針對更年期症侯群的改善之外，對於衰老退化所導致的疾病，例如更年期肥胖、骨質疏鬆、退化性關節炎、高血壓、動脈硬化，以及子宮頸癌、乳癌、卵巢癌等疾病，也都可以透過中醫調理的方式來治療，同時藉由中藥及一般食用藥膳調節，改善身心症狀。

出現更年期症候群的時間分布圖

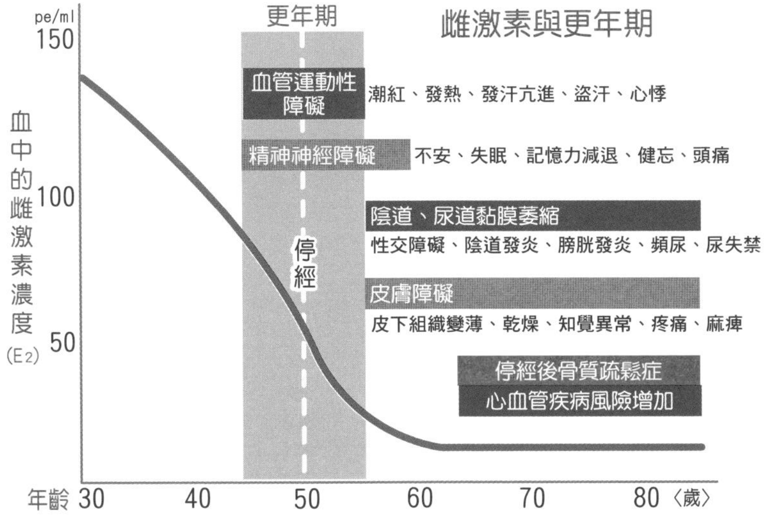

- 來自「Menopause study group」調查結果

進入更年期了嗎？

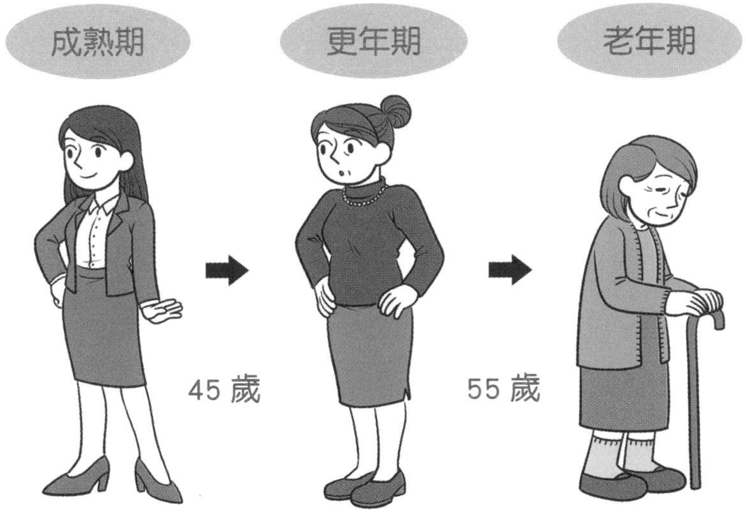

- 更年期是青壯年邁入老年的關鍵，故此刻的保養攸關未來，若想以中醫調養應遵從醫生的建議進行。

CHAPTER 2

預防衰老，老人病不上身

- 心血管
- 肝
- 脾
- 肺
- 腎
- 消化
- 便祕
- 耳
- 眼
- 髮
- 口
- 骨
- 腰
- 睡眠（精神）
- 身形
- 生殖系統
- 手腳冰冷
- 皮膚
- 身心

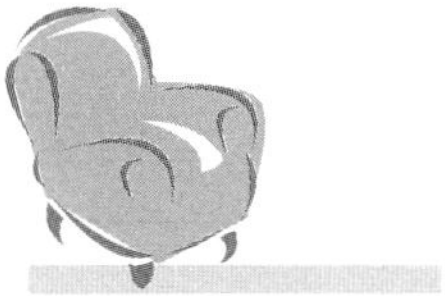

上了年紀，心血管循環疾病要預防

控制血壓血糖，預防中風

現今已開始進入人口老齡化的社會，其中高血壓、糖尿病和腦中風等案例逐年上升。老年常見的病症與血糖密不可分，故應特別注意。

老年人容易罹患的慢性病當中，有許多與血糖的濃度有關，其中包括腦中風、冠狀動脈心臟病、糖尿病視網膜病變、糖尿病腎功能退化、末梢神經病變、糖尿病足等等。換句話說，糖尿病的時間愈久，可能發生動脈硬化的情形也就越嚴重，對於器官的損害程度也就愈大。

因此，為了避免糖尿病引起身體各種器官的併發症，在五十歲中年以後持續監測血糖濃度十分重要，特別是原本就有家族性糖尿病遺傳的人。

● 糖尿病與高血壓的關係

糖尿病會造成腎動脈以及全身小動脈硬化，造成周邊血管阻力與收縮壓上升，引起腎臟排水功能障礙，導致水分及鈉離子滯留，因此造成血壓升高。另一方面，高血壓造成血管和腎臟的損害，會因此而加重糖尿病所引起的損害，這兩者之間屬於一種惡性循環。

因此，老年人控制血糖同時，也必須有效地控制血壓，才能避免引起其他併發症。

● 糖尿病與腦中風

常見的糖尿病併發症

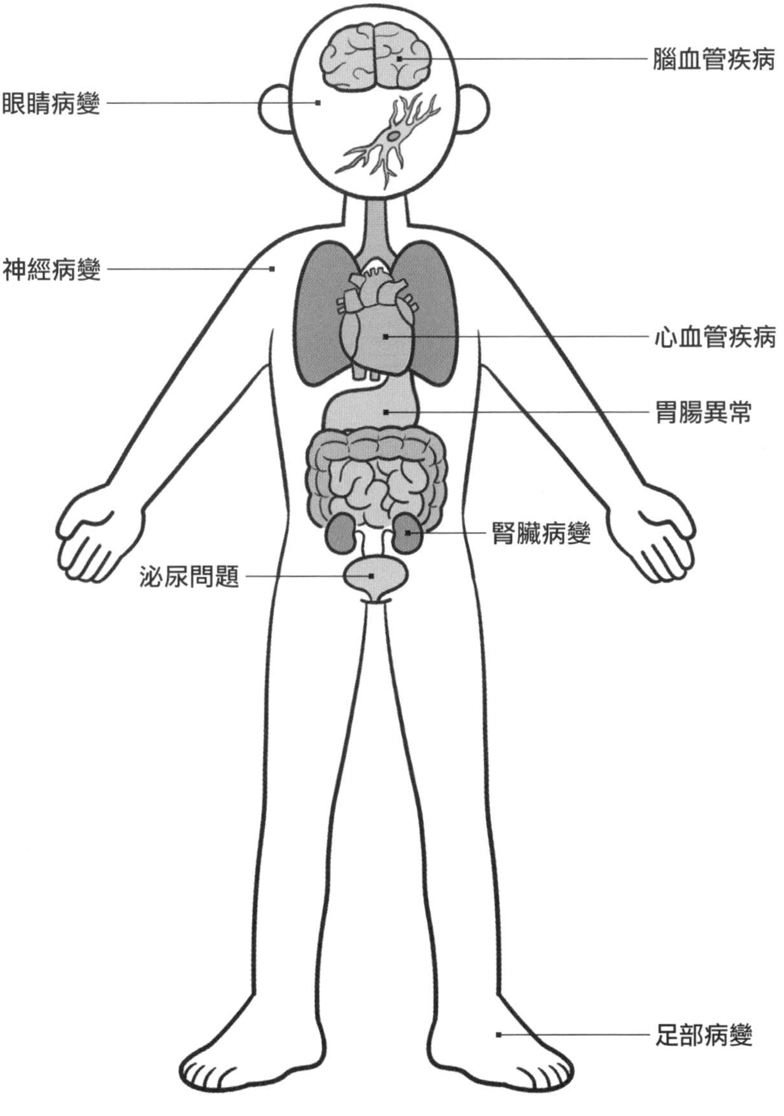

- 糖尿病會加速心臟、腦部和四肢動脈血管等併發症，使患者比一般人更容易有腦中風、心肌梗塞的症狀。

腦中風會造成短暫性或永久性局部腦損傷以及臨床上局部性的神經症狀。

臨床上與糖尿病有關的神經系統病變有中樞神經病變，例如腦中風；自律神經病變，例如姿勢性低血壓；末梢神經病變，以手腳發麻、肌肉萎縮為主要症狀。

糖尿病也會造成其他非特異性的症狀，包括頭暈、記憶減退、失智症、舞蹈症、顫抖及其他不自主動作。

根據醫學上針對血管疾病的研究發現，第二型糖尿病患者發生缺血性腦中風的機率比正常人多出五倍，而無症狀的高血糖患者比血糖正常的人發生腦中風的機率高出三點五倍；停經後的女性如果罹患糖尿病，發生腦中風的機率則增加了二倍以上；更有不少醫學上的證據顯示，長期高血糖的症狀對於心血管、腦血管及周邊血管會造成直接或間接的傷害，並加速動脈硬化的形成。

糖尿病與失智症

根據研究發現，糖尿病與失智症有密切的關聯，發生低血糖的次數越多，越容易發生失智症，所以一個壯年人當然要好好控制血糖，避免糖尿病併發症的產生，如果年紀大的族群特別是超過七十歲以上的老人家，控制血糖的標準就沒有那麼嚴格，避免低血糖的發生導致腦部的傷害；相反地，也有研究發現失智症也有可能誘發低血糖。因此，妥善控制血糖對於預防失智症是很重要的一環。

控制血糖的方法

若身體無法有效將糖分從血液輸入細胞時，就會出現高血糖的情況。若任其發展不加以控制，就會引發糖尿病與其他病變。

● 適度地運動

適度運動可促進胰島素發揮功能，因運動中肌肉收縮，血液中的糖分會被消耗利用，達到降低血糖的目的。

對中老年人來說健走是很合適的運動，每次三十分鐘，每週四至五次，如有脊椎退化的人，可選擇較平坦的健走路線，不要太陡峭；其他如游泳、騎腳踏車、太極拳、體操等也是不錯的運動。

● 均衡的營養

對年紀較大的族群，控制血糖的問題，通常要考慮到是否會造成低血糖的問題，同時，也必須考慮到中年後可能逐漸會發生的幾種慢性疾病，而營養均衡才能使老年人有足夠的抵抗力。

如果中老年人本身有高血脂，在飲食上應該多吃蔬菜，一天攝取三至四份，也就是每餐至少吃半碗蔬菜；多採用五穀飯取代白米飯，一週最多吃三個蛋，避免動物內臟；使用橄欖油、芥花油等富含單元不飽和脂肪酸的烹調用油，堅果類本身含高油脂，因此也要算進每天攝取的油當中；深海魚類與黃豆製品是比較好的蛋白質來源。

如果老年人有高血壓問題，應該要減少鹽類的攝取，儘量避免沾醬，選擇新鮮的調味品如薑蔥蒜辣椒，避免去醃製類的調味料，因醃製類通常含較高的鈉，或選擇油脂較少的沾醬。

● 充足的睡眠

一定不相信睡眠能幫助控制血糖，睡眠不足會使身體對胰島素的敏感度降低，導致血糖不容易進入細胞中被利用。研究發現，每天睡眠時間少於五個半小時的人對胰島素的敏感度比充足睡眠的人降低了百分之四十。

●放鬆心情

當無聊或心情不好時，我們時常會以暴飲暴食來抒發。請嘗試找出健康又能放鬆心情的娛樂，比起以食物來紓解壓力，娛樂是比較好的選擇。適度地娛樂可以減壓，增強免疫力，例如安排出遊、爬山或逛街、看一部輕鬆的電影。此外，腹式呼吸法與冥想可放鬆肌肉，也有利於降低血糖。

控「糖」五原則

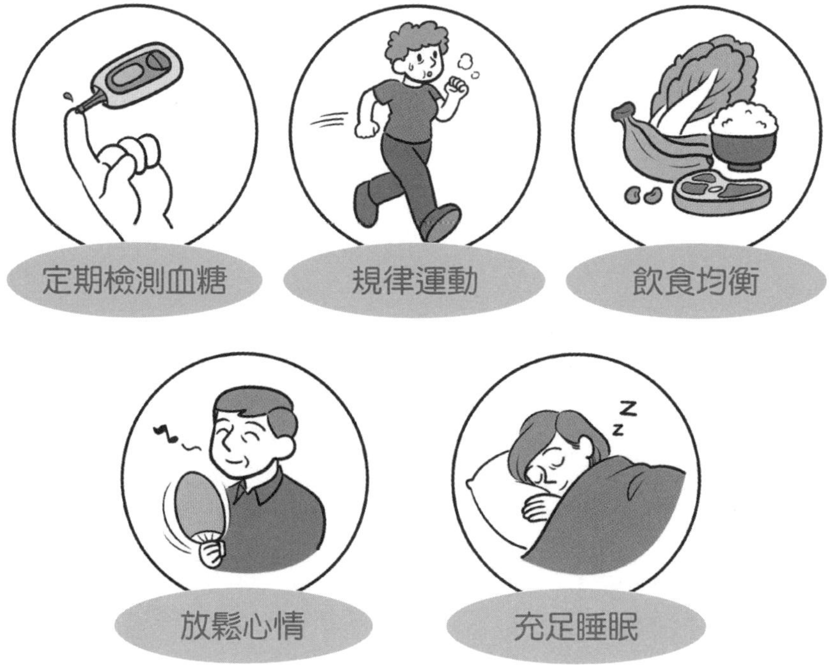
定期檢測血糖
規律運動
飲食均衡
放鬆心情
充足睡眠

- 糖尿病雖然無法根治，但只要把握上述五項原則，你也可以還給自己一個健康的身體。

防止心腦血管疾病找上身

無論是男性或是女性，過了四十歲以後，罹患心腦血管疾病的機率都會明顯升高。

心腦血管疾病包括動脈粥樣硬化、冠心病、高脂血症和腦中風等，都是常見的中老年人慢性病。導致心腦血管疾病的原因包括高血壓、有心腦血管病史、膽固醇過高、肥胖、糖尿病、腎臟疾病、不良生活習慣等。

心腦血管疾病主要是心臟和血管異常的循環系統疾病，原因是動脈狹窄導致心臟、腦、腸、腎和骨髓肌等器官供氧量減少，引發心臟、血管、肺循環疾病及腦血管疾病等，這些症狀又以動脈粥樣硬化性冠心病、高血壓和腦中風對人類健康危害最強烈。

● 冠心病

冠狀動脈心臟病簡稱冠心病亦稱缺血性心臟病、狹心症、心絞痛等，是最可怕且猝不及防的心臟病，同時也是十大死因前幾名，發病率與死亡率都很高。

導致冠心病的主要原因是由於心臟表面的三條冠狀動脈嚴重阻塞，導致攜帶氧氣、養分的血液無法順暢地流向心臟，造成心臟肌肉因為缺氧而壞死，引發心絞痛、心肌梗塞等症狀，嚴重時會發生嚴重心律不整、心跳停止、肺水腫、甚至心臟破裂的症狀，可能造成死亡。

臨床數據顯示，因冠心病導致死亡案例中，一半以上的原因是猝死，而冠心病引起的猝死最容易發生在清晨睡眠狀態下，尤其是代謝功能衰退，血管有硬化現象的老年人。因清晨血漿中的兒茶酚胺增高，血小板聚集增強，加上溫度低，使原本已有硬化現象的血管更容易堵塞。通常患者會突然感覺左胸疼痛，接著喘憋或抽搐，隨即就喪失意識。

至於其他冠心病造成猝死的原因，有的是因為上廁所時過度用力解大便；有的可能是在沐浴時水溫過高所造成；有的也可能是因為情緒起伏過大，例如激動、興奮或是哀傷；也有人是在劇烈運動時暴斃。

如果中老年人經確診為冠心病，務必隨身攜帶硝化甘油舌下含片等急救藥物，如果發生持續超過十五分鐘的心絞痛時，就要立即服用。冠心病患的家人也應該要多注意，並且學習復甦急救，如果患者發生冠心病猝死的狀況，立即就地施行復甦急救，或許還可以挽回患者的生命。

●高血壓

高血壓是循環系統內血壓高於正常值的症狀，目前判斷的原則為血壓只要超過130／90mmHg以上，即稱為高血壓。因此經過多次正確的測量，當收縮壓持續超過130mmHg、舒張壓超過90mmHg時，就可稱為高血壓，值得注意的是，高血壓是導致冠心病最重要的危險因素之一。

高血壓發生的原因有原發性、續發性兩種。原發性高血壓與遺傳有關，根據統計顯示四十歲以上的人，有百分之十八左右的人會出現高血壓症狀，其中大多與先天遺傳、家族病史有關。

續發性高血壓又稱症狀性高血壓，與激素分泌或腎功能改變有關，經常發生在特別年輕或是高齡者身上，例如腎上腺的嗜鉻細胞瘤。此外，不良的生活習慣所造成的肥胖、飲酒過量、攝取過多的鹽分、老化、運動量太少、低鉀及低鈣飲食、心理壓力等因素，也會導致血壓升高。

高血壓初期典型症狀包括頭暈、頭痛、心悸、失眠、緊張、煩躁、容易疲乏等。通常患者不會有明顯的感覺，往往是在健康檢查或其他疾病診斷過程中才知道自己患有高血壓。

●腦中風

我們一般說的中風通常指的

是腦中風，也就是大腦內血管阻塞或是破裂出血，造成局部的中樞神經遭受到急性傷害，因而引起大腦功能失調的突發病症。按照中風的成因，可分為缺血性中風和出血性中風兩種。

缺血性中風也就是腦梗塞，是因為腦內的血管阻塞，導致局部的腦細胞缺血、壞死；出血性中風則就是俗稱的腦溢血，是由於腦內的動脈破損，溢出來的血液凝結，血塊壓迫到腦部組織造成損傷。兩者都有可能造成局部受傷部位的腦水腫，一般在48～72小時左右會達到高峰。

心臟病、糖尿病和高血壓等慢性疾病經常是引發腦中風的主因。中風發生時，患者會出現肢體無力、步伐不穩、臉歪嘴斜、口齒不清、視力突然模糊、語言障礙、暈眩、嘔吐、大小便失禁，突然劇烈頭痛等神經症狀。

對於中老年人來說，腦中風經常是造成行動不便，需要長期照護的原因，而且後遺症除了偏癱、語言障礙、吞嚥困難之外，甚至還有可能成為植物人。

中風會造成大腦受損，大腦的神經細胞一旦壞死就無法復生，因此治療腦中風的目的在盡最大的努力挽救已受損但尚未完全壞死的腦神經。換句話說，一旦發現患者發病，應儘快送醫急救以減少後遺症。根據醫學研究，有些老年人出現噁心反胃或腹疼背痛，其實都是心臟病的前兆，尤其是停經後的女性危險更高，因此須特別注意。

臨床數據顯示，心臟病症狀發生的密集度與血管狹窄的嚴重程度有關，老年女性在病發前一個月或更久前，常會出現非典型症狀，且很難和心臟病聯想。百分之七十的女性會感到不尋常的疲勞，其次是睡眠不正常、失眠、呼吸急促、消化不良、焦慮等，只有低於百分之三十的女性會出現胸痛或胸部不舒服的感覺。因此，中老年女性應特別保持警覺，以免錯失及早就醫治療的時機。

心腦血管疾病的致病因素

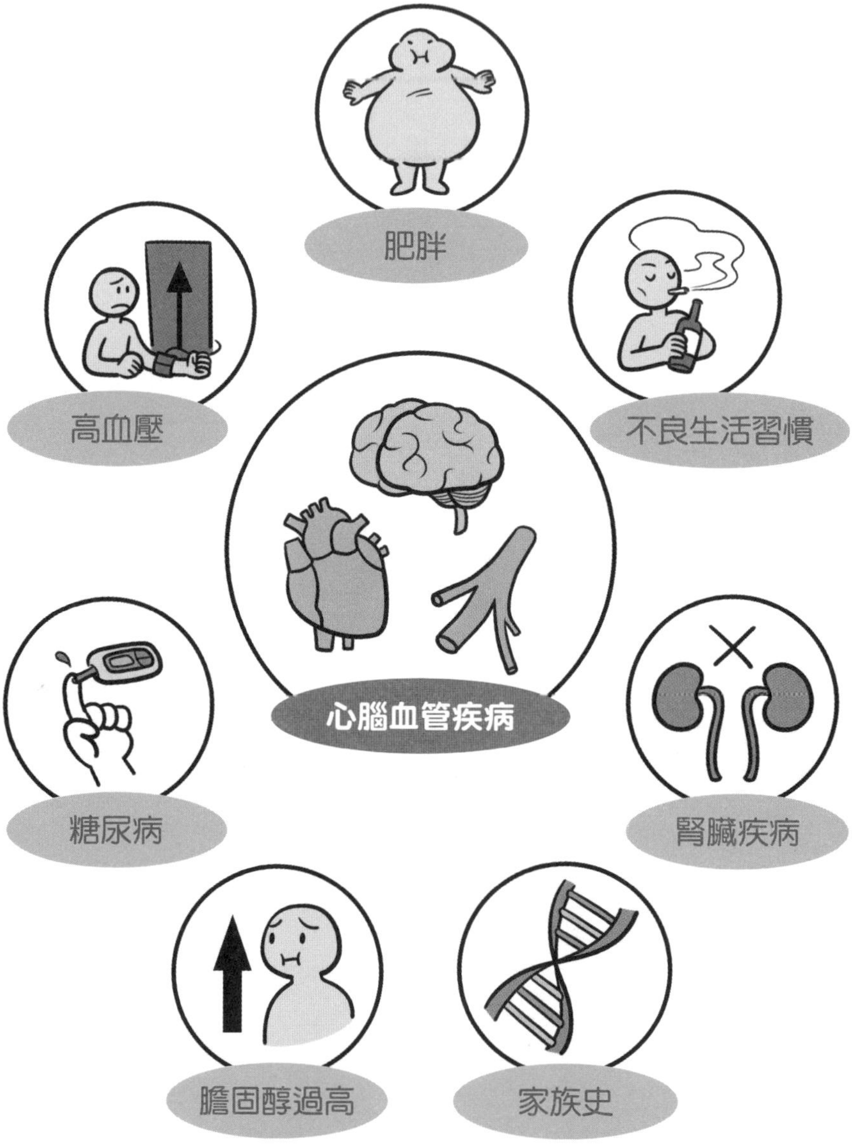

- 此病症為心臟和血管異常所導致，其中與「三高症」（高血壓、高血糖、高血脂）密不可分。

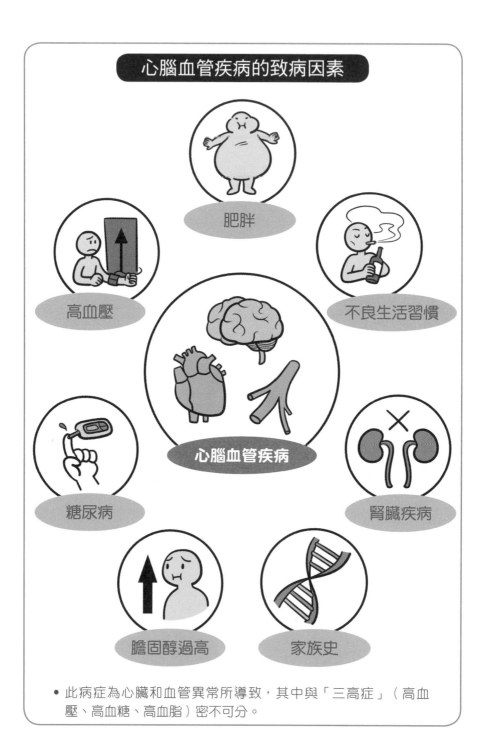

培養良好的生活習慣

五十歲之後要預防心臟病發作，應該要落實培養良好的生活習慣及健康的生活方式。

● 養成每天規律運動的習慣

每週保持三天，每次三十至六十分鐘的中等強度運動例如快走、游泳，不但可以增加心臟及肺臟功能，還能降低膽固醇，提高肌肉、血管的彈性，促進血液循環，防止關節僵硬，保持骨骼健壯，有助於預防心腦血管疾病。此外，經常運動也能增強自信心，變得更樂觀、積極。

相反地，中老年人如果缺乏運動，會導致血壓上升。在臨床上有些高血壓患者，靠著每天規律運動就能使病情獲得良好的控制。

規律地運動可以幫助中老年人維持合理的體重。肥胖會使動脈硬化的速度加快，增加心臟的負荷，進而提高罹患心腦血管疾病的機率。

一般來說，男性腰圍大於九十公分，女性大於八十公分，罹患心臟病的機會要比標準身材者高出許多。

● 控制血糖，保持穩定的情緒

血糖過高會加速血管硬化的程度，並且體內的脂肪也不容易排出。中老年人如果有血糖過高的情形，應該依照醫師的建議按時服藥、注射胰島素或是加強飲食控制。

另一方面，緊張、焦慮都會導致血管收縮，因此要經常保持穩定的情緒，才能維護心腦血管的健康。還有，抽菸對於心腦血管健康會造成很大的損害，而且是多種癌症的致癌因子，有吸菸習慣的人應該要戒菸。

● 定期健康檢查及服藥治療

定期健康檢查對於邁入熟

齡階段的中老年人很重要，尤其是定期檢查血壓、血糖和血膽固醇。台灣的全民健保提供成人預防保健服務檢查，四十歲以上每三年可以接受一次檢查，六十五歲以上則為每年一次，檢查項目包括尿液檢查、血液檢查、生化檢查、身體檢查和健康諮詢。

高血壓、糖尿病、心臟病都會誘發腦中風，因此有這些慢性疾病的患者除了定期檢查，還要持續治療，並且平時也應該按時服用醫生開立的藥物。

● 注意溫度變化及保暖

低溫會促使血管收縮，進而導致血壓升高，因此氣候寒冷時很容易發生腦中風。此外，天氣冷的時候吃飽後立刻出門，也容易引發心絞痛或是心肌梗塞，因此老年人在冬天時一定要特別注意保暖的問題。

● 改善飲食模式

有許多的醫學資料顯示，生活方式是一項可以決定心腦血管疾病發生的機率以及致死率的重要因素，其中以飲食模式影響最大。

有研究顯示大部分的人可以透過改善飲食方式來降低罹患心腦血管疾病的危險性，例如減少飲食中飽和脂肪酸和膽固醇成分，像是以低脂肪的魚肉、去皮的家禽肉，代替高脂的牛、羊等紅肉；多吃全穀全麥高纖的食材及蔬果；以多元不飽和植物油取代飽和動物油，並且降低鹽分及反式脂肪酸的攝取。

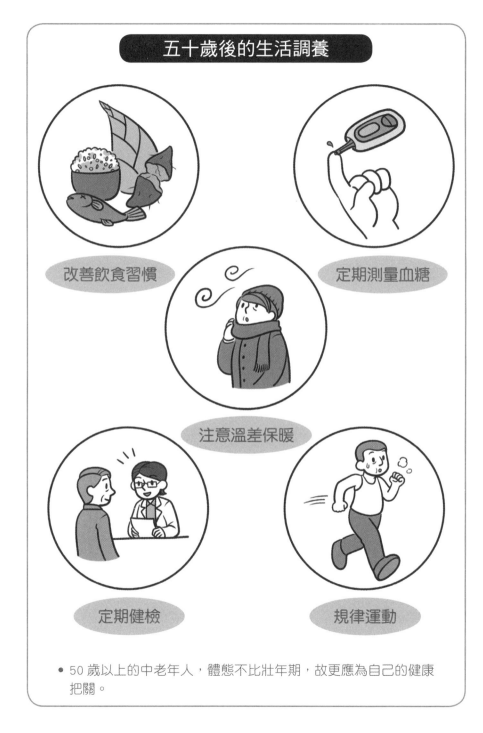

五十歲後的生活調養

改善飲食習慣

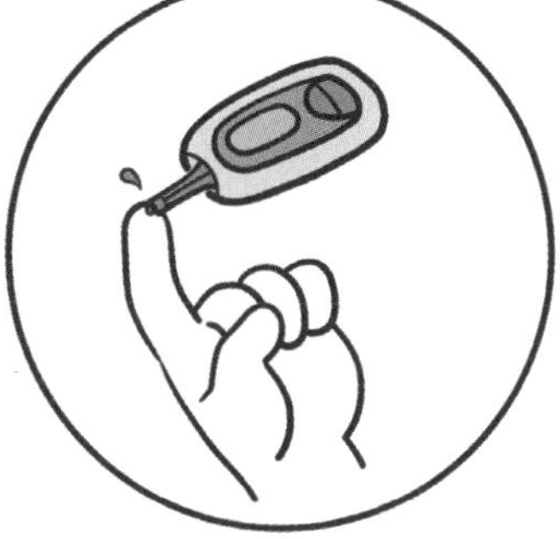

定期測量血糖

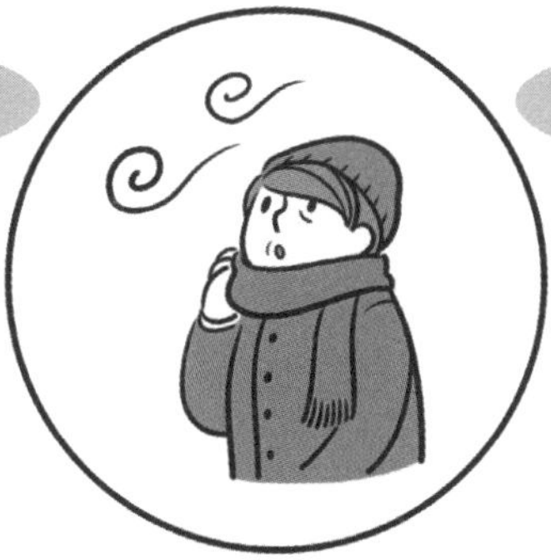

注意溫差保暖

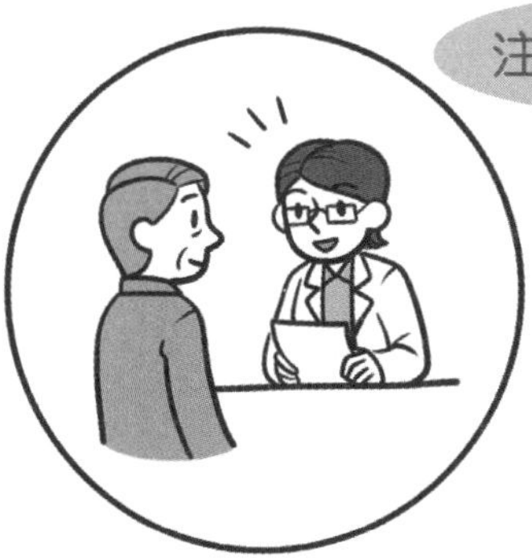

定期健檢

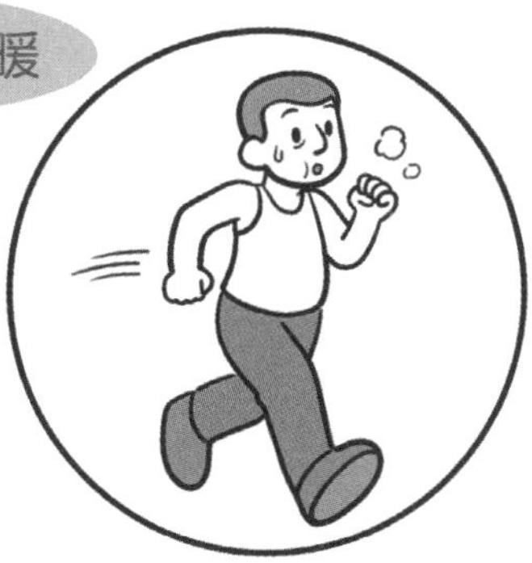

規律運動

- 50 歲以上的中老年人，體態不比壯年期，故更應為自己的健康把關。

防治心腦血管疾病從飲食著手

心臟病、高血壓與腦中風的飲食保健，目標皆為維護心腦血管的健康。中老年人理想的飲食模式應該要採取低鹽、低熱量、低脂肪、低膽固醇，適量的蛋白質，充足的維生素與必需的微量元素、礦物質，並且攝取豐富的膳食纖維。

●控制每天攝取的總熱量

每天攝取的總熱量應該以略低於正常生理需要量為宜，而且維持七分飽，避免造成肥胖。除了控制含碳水化合物的主食與甜點的熱量之外，也要減少攝取脂肪含量過高的食物，並且避免用油炸、煎的烹調方式料理食物。

●攝取適量的蛋白質

中老年人每日飲食中的蛋白質含量為每公斤體重攝取一公克蛋白質，其中植物蛋白質的份量應該佔百分之五十，大豆蛋白是很好的選擇，特別是對男性來說更為重要。

大豆中含有大豆皂苷，具有抗血脂、抗氧化、抗病毒、提高免疫力等功效，還有大豆異黃酮，具有降血脂、抗動脈硬化、抗腫瘤、抗骨質疏鬆等作用。此外，大豆製品中的大豆多肽，具有降低膽固醇、降血壓、抗過敏等生物活性作用；大豆低聚糖則與人體生長、新陳代謝息息相關，能抑制病原菌，改善腸胃功能，防止腹瀉、便祕，並且發揮保護肝臟、降低血清膽固醇、增強免疫功能等作用。還有，大豆油脂除了脂肪酸、三酸甘油酯之外，並含有大豆磷脂、非皂化物、維生素E等。

另外百分之五十的蛋白質，則可以攝取以魚類為主的動物性蛋白，搭配雞肉、雞蛋、牛奶、瘦豬肉、牛肉一起食用。

心腦血管疾病的元兇

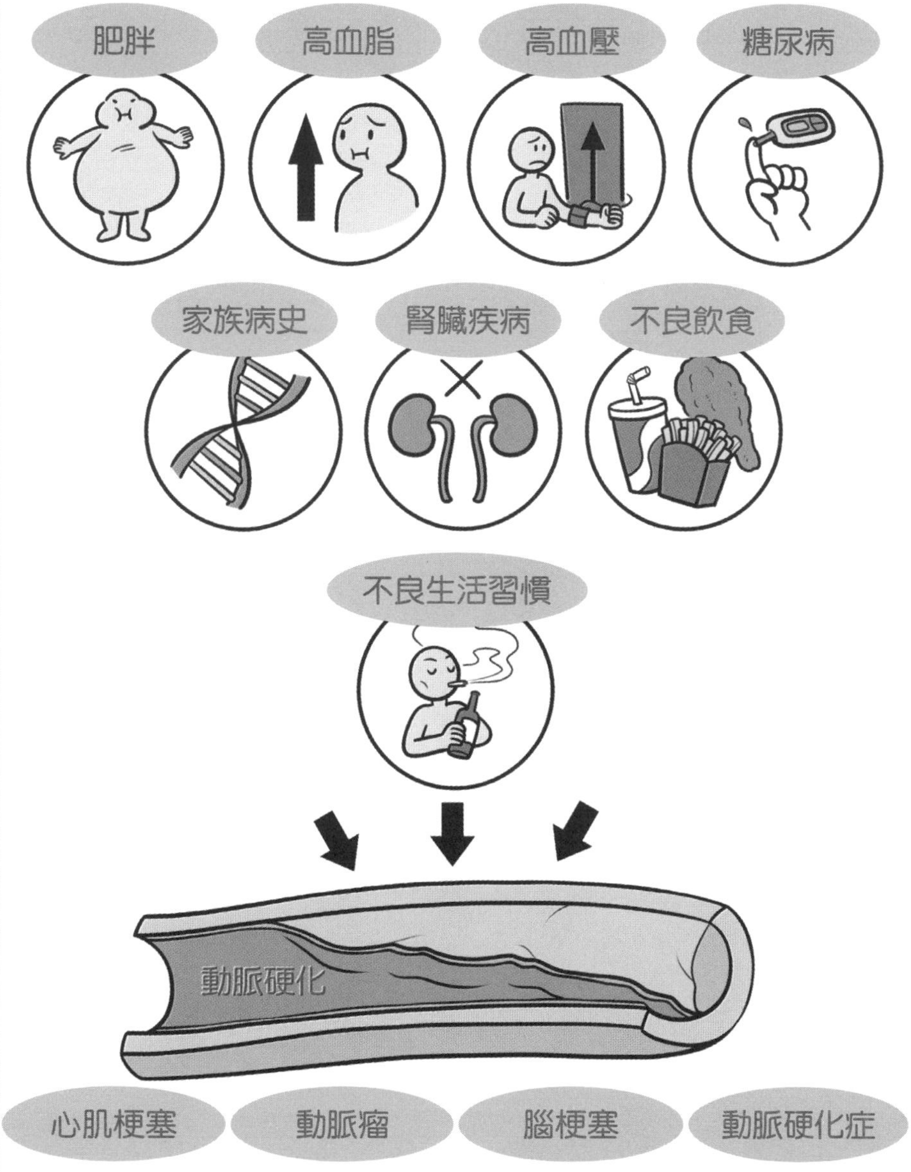

- 此疾病具有四大特點，分別是「發病率高、死亡率高、併發症高、復發率高」。

● 限制膽固醇攝取量

研究發現，飲食中的膽固醇每增加一百毫克，血漿膽固醇水準就會升高約三至五毫克。因此，邁入中年之後最好限制每日攝取的膽固醇量，一般來說三百毫克以下最合宜。且應該避免食用含有大量膽固醇的食物，如肥肉、動物油、腦髓、內臟、貝類、烏賊、蛋黃等。

使用適量的植物油對老年人也很重要，每日烹調用油不超過二十五克，而且最好採用植物油，例如大豆油、花生油、菜籽油、芝麻油等。

● 攝取富含膳食纖維的食物

許多老年人有便祕的問題，膳食纖維能促進腸道蠕動，利於膽固醇的排出，還能預防便祕。主要是因為纖維素可以縮短食物通過小腸的時間，減少腸道吸收膽固醇的含量，並減少膽酸鹽肝腸循環，有利於膽固醇轉變為膽酸與膽汁酸而排出體外，還能避免因解大便太用力造成心肌梗塞。食物中的糙米、雜糧等含有植物纖維較多，可適量攝取。

● 多吃低鈉，富含鉀、鈣、鎂的食品

含鉀豐富的食物包括龍鬚菜、豌豆苗、芋頭、茄子、馬鈴薯、海帶、冬瓜、芹菜、西瓜、絲瓜等，除有腎臟功能衰退的人以外，可以選擇攝取；含豐富鈣質的食物如綠色蔬菜、蝦皮、芝麻醬、牛奶、酸奶等。老年人的血壓隨著年紀增加而升高，減少鈉的攝取量有助於降低血壓，因此每日食鹽攝入量最好維持在五克以下。高血壓患者如果有膽固醇過高或是習慣性便祕的狀況，可攝取含鎂量高的食物，如小米、高粱、蕎麥麵、莧菜、芹菜、豆類及其製品。維持體內鈣、鎂適當的比例，可以延緩心腦血管系統衰老的速度。

● 有助防治心腦血管疾病的蔬果

防治心腦血管疾病的食物

飲食大作戰

控制每日攝取總量

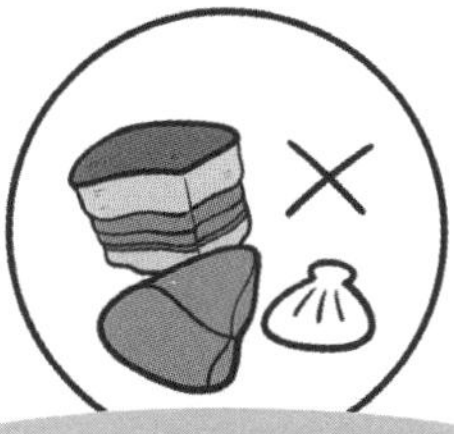

控制膽固醇攝取

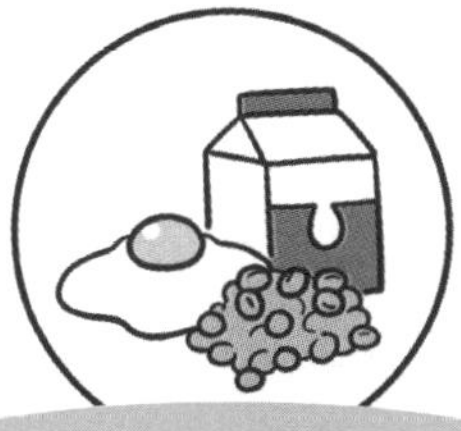

適量蛋白質

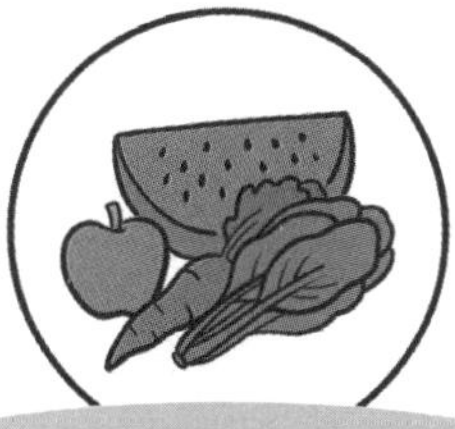

多攝取蔬果

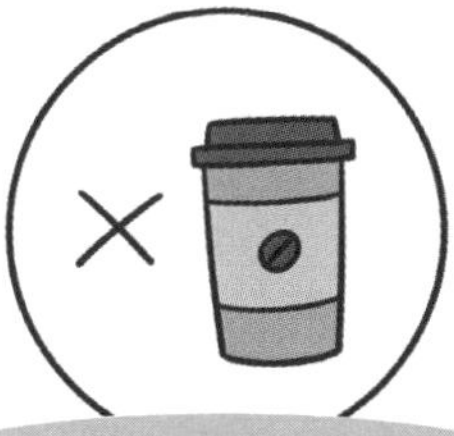

避免咖啡因

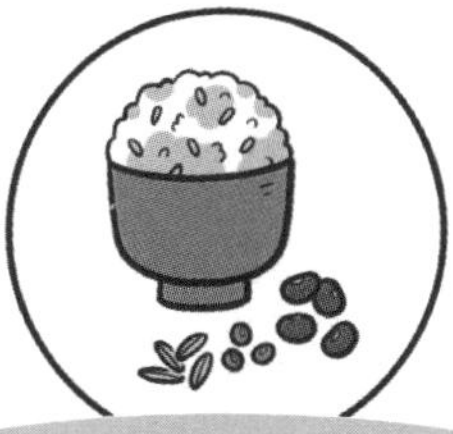

多食用膳食纖維的食物

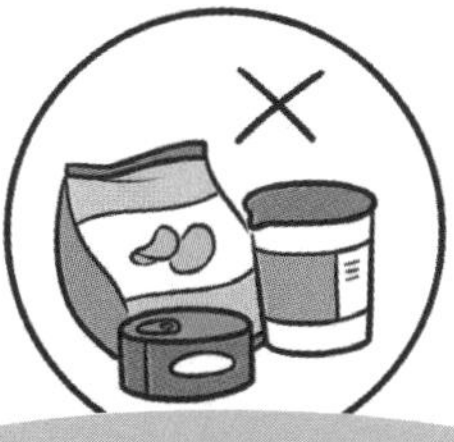

低鈉飲食

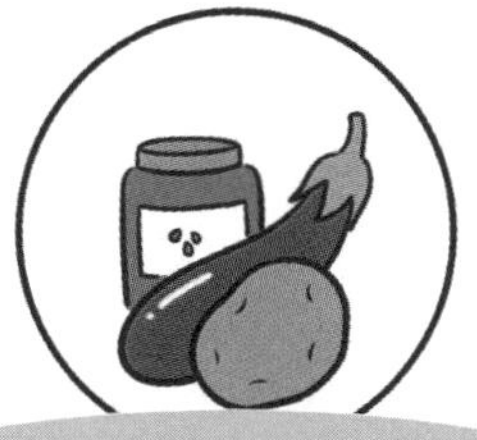

鉀、鈣、鎂飲食

- 飲食原則以低鹽、低熱量、低脂、低膽固醇為主要原則，且充足攝取蔬果、維生素等。

包括洋蔥、木耳、大蒜、苜蓿芽、海帶、香菇、紫菜、西洋芹、菠菜、胡蘿蔔、桑葚、柿子、番茄、蘋果、西瓜、香蕉、山楂、柑橘類、海水魚等。此外，堅果也有益心腦血管健康，主要是因堅果類含有不飽和脂肪酸、膳食纖維、蛋白質，還富含葉酸、鎂、鉀、銅。但由於堅果類脂肪含量很高，相對熱量也比較高，多吃則不利於體重控制，因此要控制每週攝取量在五十克以下。

橘子果皮內有促進心腦血管健康的成分，其中橙皮苷對周圍血管具有明顯擴張作用，可發揮降壓效果；橙皮苷具有降低血清膽固醇的作用並明顯減少主動脈粥樣硬化的情形，在中醫裡橘子皮就是陳皮，也是一味化痰降氣燥濕、促進脾胃代謝功能的藥物。

● 避免或減少吃會導致交感神經系統興奮的食物

中老年人的自律神經系統衰退，容易有失眠的現象，因此有失眠現象的人應該在午後避免攝取濃茶、咖啡等食物，有抽菸習慣的人應該要戒菸。

飲食五要素，戰勝心腦血管疾病

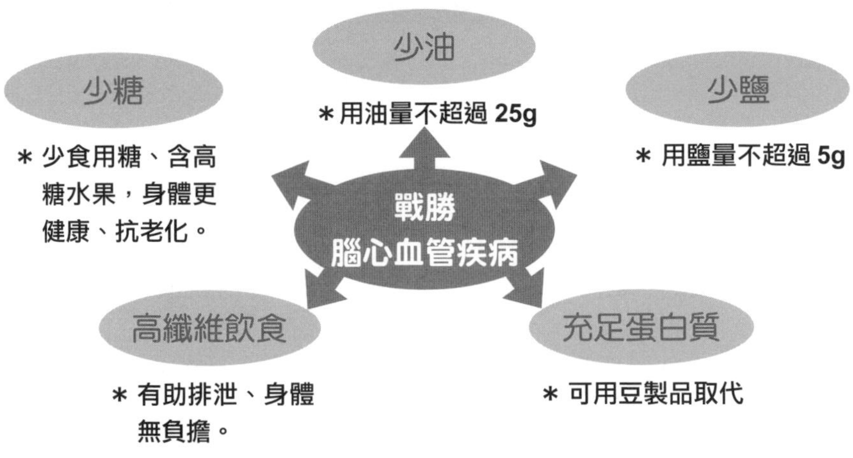

● 吃得對、吃得恰當，才是保全自己健康的關鍵所在。

心腦血管疾病養生保健食療

防治心腦血管疾病，除選擇好食材、好烹調方法，飲食更不能過量，建議七分飽。

●芹菜葡萄飲

材料：西洋芹1碗，葡萄1碗。

作法：將兩種材料各別打汁，以溫開水稀釋、拌勻即可。

功效：防治高血壓。

●南瓜大棗粥

材料：南瓜250克，小米50克，紅棗10枚，紅糖適量。

作法：將所有食材煮成粥，加入適量紅糖調味。

功效：降低膽固醇，幫助心血管疾病恢復。

●三參生脈飲

材料：人參6克，丹參15克，苦參15克，麥瓜12克，五味子6克。

作法：將所有材料以水煎服，每日一劑。

功效：降低血液黏度，預防心律不整，增加冠狀動脈血流量。

●黑木耳瘦肉粥

材料：黑木耳5克，佛手15克，瘦豬肉600克，薏米30克。

作法：所有食材同煮成粥。

功效：緩解冠心病，預防心肌梗塞。

及早注意內臟器官病變

從肝臟談老人易生的疾病

根據臨床研究顯示，高達百分之八十的肝病都與B型肝炎有關聯，其他的肝病也大多與C型肝炎相關，尤其是肝硬化、肝癌，都與肝炎密切相關。

就字面上的意思，肝炎也就是肝臟發炎。引起肝臟發炎的原因通常是因肝細胞受到病毒感染、也可能因免疫性疾病引發或飲酒過量、藥物刺激等導致；除此之外，先天異常、免疫失衡或生理機制異常也會造成肝臟發炎。臨床上絕大多數的肝病，都是由病毒造成的肝炎演變而成。

罹患慢性肝炎的人，經過幾十年的發展，就可能演變為肝硬化，肝臟功能也會明顯降低，嚴重威脅患者的健康，甚至導致肝癌。且由於肝臟沒有神經分布，患者不會感到疼痛，早期肝癌也沒有明顯症狀，因此肝硬化的患者必須每四至六個月定期追蹤檢查，以免延誤治療的時間。

發炎反應其實是人體免疫系統防禦的表現。當病菌、病毒、化學藥物侵入人體時，免疫系統就會發動淋巴球等免疫細胞到受侵害的組織部位，釋放免疫物質對抗外來物，這種現象稱為免疫炎性反應。

肝炎的症狀分為急性期及慢性期。大部分急性期的症狀都比較輕微，但是嚴重的話也可能會從毫無症狀演變成出現黃疸、猛爆性肝衰竭，甚至導致死亡。

肝炎的早期症狀包括倦怠、發燒、食慾不振、腹痛、噁心、關節痠痛、尿色茶褐、皮膚搔癢，這些症狀時常在有明顯的黃疸症狀之前出現。

一般來說，肝炎在發生初期都是以急性肝炎的方式呈現，如果急性肝炎沒有得到良好的治療，患者體內無法產生抗體，超過六個月就會轉為慢性肝炎。

多數慢性肝炎的症狀不明顯或是為非特異性的症狀，例如疲乏無力、右上腹悶痛、胃口欠佳和腹脹等。然而由於慢性期症狀不容易察覺，預防保健就顯得很重要。包括定期進行抽血、免疫檢查或是做肝炎確認穿刺檢查、肝超音波檢查等。

就病毒形態來說，肝炎可以分為A、B、C、D、E型肝炎，由於這五種肝炎的臨床症狀很像，必須靠抽血檢驗來確認。這些分型與個人免疫力、感染的病毒類型有密切的關係，A型、E型肝炎只會造成急性肝炎，並不會演變為慢性肝炎；B型、C型、D型肝炎卻可能演變成慢性肝炎，其中又以B型肝炎影對人體的損害最普遍而嚴重。

五大病毒型肝炎

病名	潛伏期	主要傳染途徑	預防方法
A 型肝炎	約四週左右	口腔傳染	• A 型肝炎疫苗注射 • 注重飲水及飲食衛生
B 型肝炎	二個月或以上	血液、精液等體液傳染	• 成人與嬰兒皆接受 B 型肝炎疫苗注射。 • 避免輸血、共用針具、穿耳洞、刺青、紋眉、共用個人衛生用品等。
C 型肝炎	約二個月	血液傳染	• C 型肝炎病毒經常變態，目前尚未發明有效疫苗。 • 避免輸血、共用針具、穿耳洞、刺青、紋眉、共用個人衛生用品等。
D 型肝炎	約二至六週	血液、精液傳染	• 避免成為 B 型肝炎帶原者
E 型肝炎	四至六週	口腔傳染	• E 型肝炎疫苗正研發中 • 注重飲水及飲食衛生

預防肝炎的方法

「肝炎」簡單來說，就是肝臟發炎。通常因飲酒、藥物、免疫疾病所引起。肝炎易有黃疸、食慾不振、腹痛等症狀。為避免肝臟有莫大病變，可從生活習慣來著手。

● 定期健康檢查

目前檢驗B型肝炎、C型肝炎與肝功能指數的方法都是以血液檢查為主，為了預防及有效治療，每年都應該進行定期檢查。由於肝功能指數檢查無法顯示罹患肝癌，對於平日經常熬夜或有喝酒應酬以及慢性B肝患者，最好定期進行肝癌的檢測，包括腹部超音波掃描、甲型胎兒蛋白抽血、血清癌胚抗原（CEA）抽血。

未感染B型肝炎病毒的人應該注射肝炎疫苗，如果發現已經罹患病毒型肝炎，應該要到醫院定期追蹤治療，也要注意保持正常作息和充足睡眠，避免成為散布肝炎的元兇，同時也能延長存活的時間。

● 注意飲食衛生

小心病從口入，食物和食具要充分洗淨。外食時要注意食物的清潔與品質，進食方式比較適合採分食或公筷母匙，避免和他人共用餐具可以預防感染經食物傳染的A型、E型肝炎。不喝生水，吃生食要注意乾淨新鮮、不吃不乾淨或處理不衛生的食物。

● 維持規律正常的作息

無論是熬夜或過度勞累，都會損害肝臟健康。尤其是肝病患者，更應該好好地休養，尤其是獲得充足而品質好的睡眠。

● 避免飲酒過量

酒精會傷害肝細胞，飲酒過

量會造成酒精性肝炎，特別是不善飲酒的人千萬不要逞強過度飲酒，酒類的熱量更容易形成脂肪肝和血脂肪上升。此外，酒精性肝炎和脂肪肝都有可能導致肝硬化或肝癌。尤其是老年人的代謝變慢，更要注意避免飲酒過量。

● 不要濫用藥物

不論是藉由飲食的方式，或是擦抹、注射藥物，進入人體內的物質，最終都會在肝臟或腎臟內進行代謝，並且於肝臟進行交互作用。因此濫用藥物，例如有些老年人習慣服用電台廣告或來路不明的成藥，很容易造成肝臟的損害，引發藥物性肝炎，同時也要避免到處逛診所或逛醫院拿藥亂吃的就醫習慣。如果覺得自己服用藥物過多，應該找家庭醫師諮詢去除作用重複的藥物，或是尋求專科醫師的幫忙。

此外，預防感染B、C、D型肝炎的方法，應該避免不必要的打針和輸血，不與別人共用牙刷、刮鬍刀甚至注射針頭，並且避免不正常的性行為。

肝病三部曲

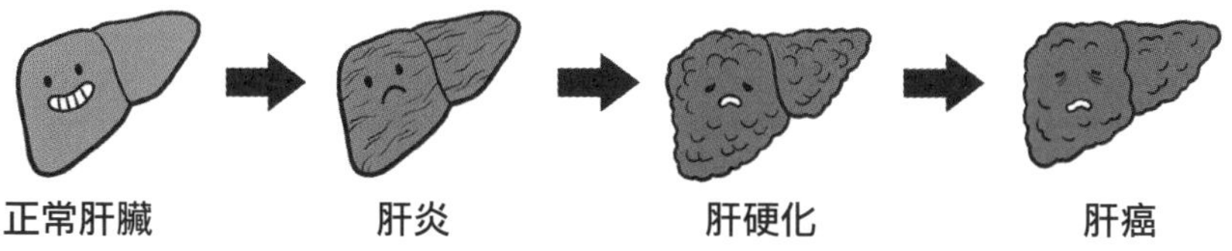

- 肝病常無聲無息得進入我們的生活中，最好的辦法除了注重飲食、生活習慣，就是定期主動做肝功能篩檢。

預防肝臟疾病的飲食

所有的食物進入人體，經由消化道吸收之後，會被運往肝臟進行代謝，因此如果每次進食都不過量，也特別減少難消化的油膩食物，就可以減輕肝臟的負擔。

● 優質蛋白質的食物

肝臟是人體代謝蛋白質的器官，肝臟本身的結構中也含有比例很高的蛋白質，在飲食中攝取優質的蛋白質，可促進肝細胞的修復與再生、維持氮平衡以及提高肝臟中各種酶的活性。

蛋白質是肝臟組織細胞修復、再生最主要的原料，大豆及大豆製品中富含優質蛋白及鈣、鐵、磷、B群維生素等多種營養成分，對肝臟修復非常有益；牛奶富含優質蛋白、人體易吸收的乳糖乳脂、多種維生素、鈣、磷及多種微量元素，適量飲用對肝臟很有幫助；雞蛋屬於高蛋白食物，蛋黃中含有膽固醇是構成人體組織薄膜的重要物質。

另外，要特別注意，老年人的肝臟功能衰退，脂肪、蛋白質的代謝速度相對減慢，因此高蛋白食物原則上不可攝取過多，避免造成肝臟負擔，但也不能太少。一般來說，攝取蛋白質應該佔飲食總熱量的百分之十五。

● 豐富的維生素

維生素B_1、B_2、菸鹼酸、維生素C對改善肝炎症狀有良好的功效，維生素A、C、E具有抗氧化功能，可增強抵抗力，使肝臟免於受損。老年人應攝取新鮮的蔬菜和水果來補充維生素，儘量以天然食材作為來源，而不是每天吞服一堆維生素。

● 適量脂肪

門診中偶爾會發現有些人吃得太清淡了，其實適量的脂肪可以促進脂溶性維生素的吸收，脂肪中所含的亞油酸對修復人體受損組織具有作用。此外，人體需要脂肪酸來參與磷脂的合成，使脂肪順利從肝臟運出，預防脂肪肝。中老年人每天攝取脂肪可佔總攝取熱量百分之二十。

● 足夠的水分

為維持肝臟正常的代謝速度，除非有特別的心臟或腎臟問題，五十歲以後還是要每日攝取充足的水分，中老年人可以適當地喝果汁、米湯、蜂蜜水等，加速毒物的排泄，維持肝臟正常的代謝功能。要特別注意，酒精會直接或間接破壞肝細胞，抑制肝細胞合成白蛋白，因此建議中年之後最好少喝或戒酒，特別是不能以酒類飲料當成水分的來源。

● 攝取適中的熱量

攝取過多熱量會造成肝臟的負擔，造成肥胖，甚至誘發糖尿病、脂肪肝等疾病；但攝取熱量不足也會使身體的蛋白質損耗，防礙肝臟的修復與再生。一般一個成年人一天以攝取二千至二千五百卡的熱量較適合，但由於中年以後容易有不同種類的慢性疾病，需求的熱量也不一，建議還是應按照個人身體狀況及醫生或營養師的建議加以調整。

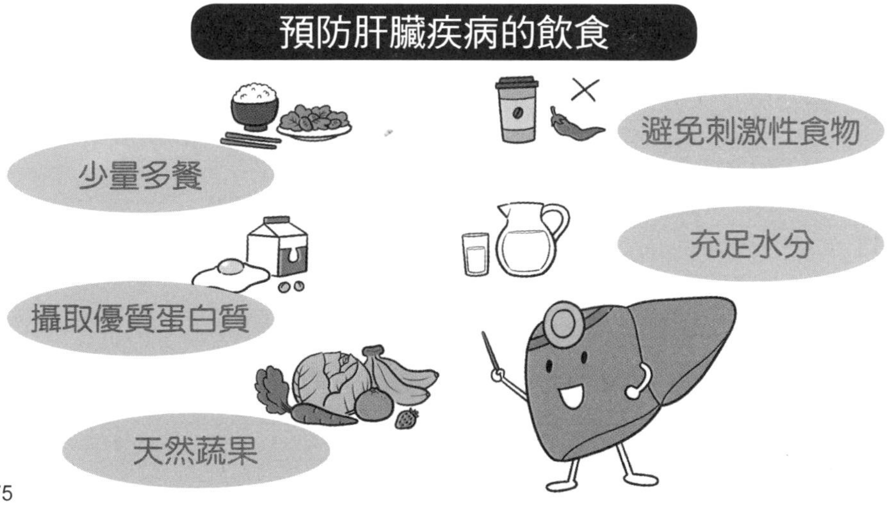
預防肝臟疾病的飲食
少量多餐
避免刺激性食物
充足水分
攝取優質蛋白質
天然蔬果

從脾臟談老人易生的疾病

脾臟主要管理人對抗外來物的免疫功能，也具有免疫、造血、清理衰老紅血球等功能。中年人更應特別保養脾臟，以避免免疫力下降。

脾臟位於肚臍的左上方、橫膈膜下方、胃的左後方，外觀呈暗紅色扁平長橢圓形，約一個拳頭大小，是人體最大的免疫器官，以抵抗外來物的入侵。

脾臟一側的凹陷稱為「脾門」，是血管及神經進出脾臟的出入口，在脾臟內則分成許多腔室，腔室裡分為紅髓和白髓。紅髓內充滿了竇狀孔隙，是血液流動的通道，也是儲存血液的地方，如果遇到急性失血等緊急狀況，脾臟就會收縮把血液細胞釋放到循環的血液中供人體使用。

白髓充滿了淋巴細胞，主要負責人體的免疫功能。當血液流經脾臟時，會和白髓中的淋巴細胞接觸，使人體對侵入物的抗原產生抗體，竇狀孔隙壁上的巨噬細胞也會進行吞噬及消化的濾血功能，因此脾臟是啟動免疫反應很重要的器官。

人體如果感染Ｂ、Ｃ型肝炎而引起肝硬化，會導致肝門靜脈高壓，引起脾臟充血、腫大，此時會導致脾功能亢進，增加吞噬破壞血液中的紅血球、白血球及血小板，引起貧血或是血小板減少等症狀。此外，白血病、慢性溶血性貧血、海洋性貧血、白血病等血液疾病，或是有些感染性疾病例如ＥＢ病毒，也會引起激烈的免疫反應，導致脾臟發炎腫大。另外，胃癌及胰臟癌會造成脾靜脈狹窄，導致脾臟血液無法流出而腫大。發生脾臟腫大的患者在外力撞擊的時候，很容易就會造成脾臟破裂。

治療脾臟腫大要先判斷致

病原因以對症下藥，例如治療肝臟，緩解肝門靜脈高壓；或是以藥物治療血小板疾病；有時候則必須考慮進行手術切除脾臟來避免血球被過度破壞。

就西醫的觀點來說，脾臟是人體重要的造血、儲血及淋巴器官；就中醫的觀點來看，脾臟代表臟腑功能，牽涉到消化系統、內分泌系統、泌尿系統及情緒管理等功能，並非只是一個臟器。

保養脾臟、預防脾臟疾病的方法：

- **作息正常、減少感染維持脾臟健康**

維持規律的生活作息對於中

圖解脾臟位置

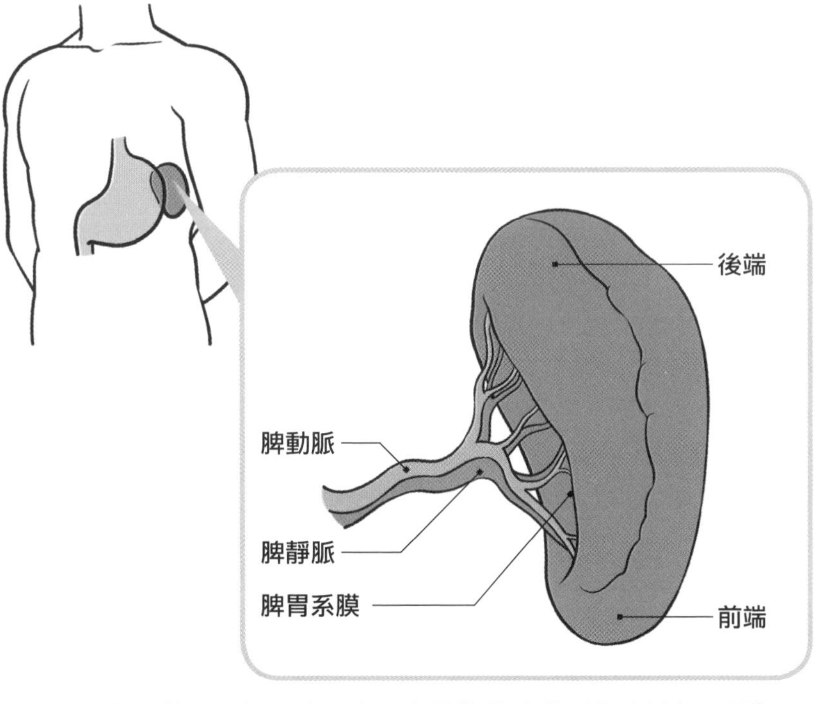

- 現代的脾臟是一個免疫器官，中醫指的脾臟則代表消化、調氣的功能。

老年人來說很重要，應該避免過度疲勞，才能維持免疫系統的正常運作常傳染病盛行時，也要避免出入公共場所，預防受到傳染病感染；此外，如果本身患有慢性肝炎，就應該要定期接受檢查，避免因為肝病導致脾臟受損。

● **保持愉快的心情**

中醫認為脾臟是後天之本，掌管著清氣的升提，和免疫調節的功能相仿，同時也與人的情緒、內分泌系統有關，低落的情緒會使脾臟損傷。因此，中醫認為如果脾胃功能正常，飲食均衡，則全身五臟六腑和經絡氣血都會跟著順暢，就不容易生病，自然也能比較長壽。

脾臟照護三關鍵

- 正常作息、避免過度疲勞，以維持免疫系統正常、預防傳染病上身，才不會使脾臟功能受損。

脾臟健康飲食

要維持脾臟的健康，在飲食方面要特別注意避免生冷、辛辣、油膩的食物，而且每一餐都不宜進食過量、暴飲暴食，維持七分飽就好。

要維持脾臟的健康，在飲食方面要特別注意避免生冷、辛辣、油膩的食物，而且每一餐都不宜進食過量，維持七分飽就好。脾胃虛寒的人，可以使用蔥、薑、蒜、胡椒食材；脾胃氣虛的人，可以多食用紅棗、山藥、扁豆、芡實、蓮子肉；對於胃躁熱的人，可以多吃梨子、蓮藕、甘蔗、蜂蜜等具有生津作用的食物；蘿蔔具有消食降氣功能；佛手和柑橘等食物也都具有調理肝氣和脾臟功能的平衡性，對於脾虛的問題也可以進行改善。以下介紹一些有助於脾臟的藥膳飲食：

● 香菇牛肉扁豆湯

材料：

香菇30克、瘦牛肉100克、扁豆100克、蓮子50克。

作法：

香菇浸泡一晚之後，與扁豆及蓮子一起入鍋煮沸，再入放瘦牛肉、適量的食鹽、油，煮沸後即可。

功效：

補脾胃，有健脾益氣，適合一般脾胃虛弱、飯後容易腹脹或消化不良的人飲用。

● 牛肚薏米湯

材料：

牛肚1個、生薏仁60克、熟薏仁60克、麥冬50克。

作法：

將牛肚用熱水浸後，刮淨，將牛肚煮沸後，加入生熟薏仁及麥冬，撈出牛肚切片，以適量食鹽、油調味即可。

功效： 健脾滲濕，除痺止瀉，生津潤肺，適合脾虛胃熱、容易口乾咽燥、大便濕熱的人飲用。

● 胡椒豬肚湯

材料： 豬肚1個、排骨500克、白胡椒15克、蜜棗6枚。

作法： 將豬肚洗淨，粗鹽擦洗醃片刻後用清水沖洗乾淨，再用熱水川燙，儘量清除豬肚的脂肪油份。將白胡椒放入豬肚內，與排骨、蜜棗一齊放入煲內，加清水適量，煮沸後，改用小火煲2至3小時，用適量食鹽、油調味即可。

適合： 性微溫，豬肚以形補形，排骨有補氣的功效，白胡椒性熱味辛，有散寒健胃，振奮脾陽的功用。蜜棗性質溫和，能助中益氣，養血安神。此湯水最適合脾胃虛寒、脾陽不振、四肢冰冷、腹部脹滿或精神不振的人士飲用。但相對而言，此湯用料偏向溫熱，若是陰虛火旺的人士則不適合。

● 山楂神曲粥

材料： 山楂50克、神曲30克、百合30克、粳米500克。

作法： 將山楂、神曲搗碎，用藥袋包裹後水煮30分鐘，水滾後加入粳米、百合及適量清水煮開成粥，加入適量紅糖調味即可。

功效： 健脾養胃，適合過度飲食後消化不良、腹脹的人飲用。

常用中醫養生藥膳調理藥材

建議諮詢中醫師確認體質再使用

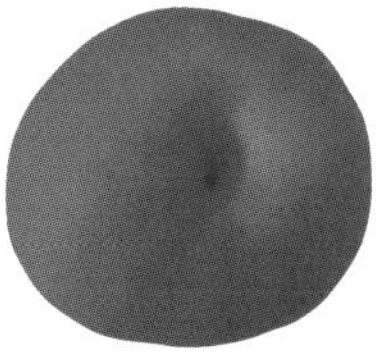

梨子
生津止渴

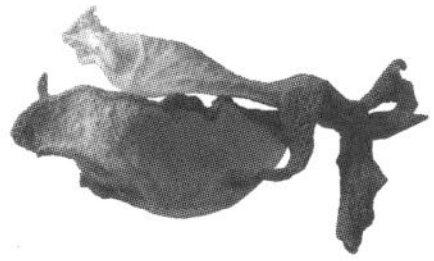

佛手
疏肝解鬱

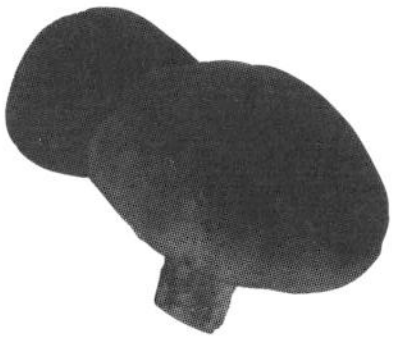

香菇
含多醣體，
增加抗病力

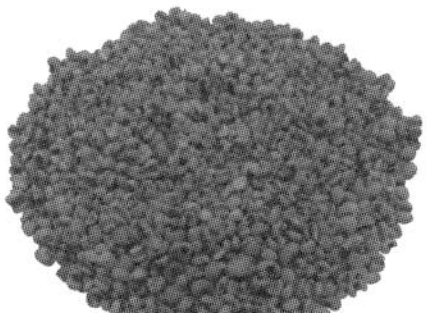

薏苡仁
利水消腫

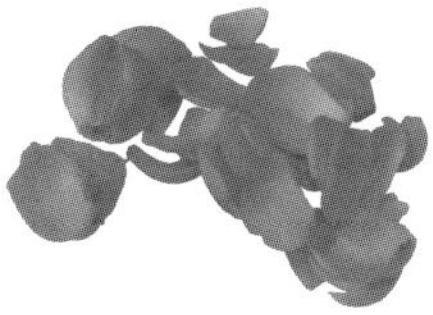

百合
養胃安神

從肺臟談老人易生的疾病

肺臟的主要功能為呼吸，一旦肺臟功能喪失，身體得不到充足氧氣，就會使細胞、器官缺氧而失去功能死亡。

隨著年齡增長，中老年人有時候會出現呼吸不順、易喘的現象，這表示有可能是氣喘、慢性阻塞性肺病、甚至氣胸等與肺部有關的疾病。此外，自律神經失衡、心血管疾病甚至是情緒問題也都會使人產生自覺性的呼吸困難的症狀，這時候肺功能本身倒不一定受影響。

雖然呼吸不順不一定是呼吸系統的問題，但是如果出現其他症狀時，就應該要警覺罹患左頁所述幾種肺病的可能性。

在所有的老年人常見肺部及呼吸道疾病中，肺癌是人人聞之色變的疾病，發生的原因可能為抽菸、二手菸、空氣汙染、粉塵、廚房油煙、燒香等生活環境中致癌因子所造成；另一種病名比較陌生的疾病，慢性阻塞性肺病，在四十歲以上的人當中，每六人就有一人罹患，而且病情嚴重的患者中，三年的存活率是百分之三十，是熟齡人士應當重視的肺部疾病之一。

根據統計，全球每年有三百萬人死於慢性阻塞性肺病，根據臨床上的研究，百分之九十五慢阻性肺病的患者有吸菸的習慣，其餘患者可能長期曝露於二手菸、有毒氣體、生物燃料、大量廚房油煙的環境中，或是由於器官老化所造成。

此外，慢阻性肺病患者容易因為肺功能不足而缺乏運動、加上年齡增長等因素，導致併發骨質疏鬆，而且罹患心血管疾病、糖尿病、憂鬱症、肺癌的可能性都較一般人高。故應長期保持良好的生活習慣，並戒除抽菸、遠離有害環境，維持脾臟健康。

肺部常見疾病

氣喘	一般來説感冒大約一週症狀就會緩解，但是如果感冒的次數過於頻繁，尤其是接觸到特殊的氣味、氣候變化、粉塵，就會一直打噴嚏，而且有咳痰、喘的情形，很有可能是氣喘的症狀。
肺炎	感冒一週後，出現發燒、喘、黃痰等現象，就有可能是肺炎的徵兆，必須儘快就醫檢查治療。
肺結核	呼吸不順加上咳嗽、胸痛、咳痰、夜間盜汗及其他全身性症狀時，可能是受到結核菌感染，必須經由 X 光檢查或痰液培養才能確診。應避免被傳染。
肺纖維化	肺纖維化初期並沒有任何症狀，但是隨著纖維化越來越嚴重，會逐漸出現咳嗽、呼吸困難等症狀，通常是因為肺臟受到藥物或免疫損害之後，引起肺部異常修復，導致肺部組織纖維化而換氣功能不足引起呼吸不順暢。
支氣管擴張	長期出現咳血、咳痰與呼吸不順的症狀時，可能是支氣管擴張症，這是因為支氣管壁被破壞導致永久性的擴張與變形，支氣管也因此彎曲、鬆弛，喪失纖毛清除功能。支氣管擴張症嚴重時可能會因支氣管環破裂引發大咳血，甚至導致死亡，故不能小覷。
慢性阻塞性肺病	長期有吸菸習慣的人，中老年時罹患慢性阻塞性肺病的機率非常高。如果有吸菸習慣的人，肺功能會退化得比較快而逐漸感到呼吸不順暢，而且有咳嗽、咳痰及喘的現象，要排除是否罹患慢性阻塞性肺病，應該及早就醫，並且戒菸。
肺癌	肺癌初期沒有症狀，但是如果持續出現咳嗽、咳血、呼吸不順、胸痛、吞嚥困難、聲音嘶啞等症狀，通常都已經是中晚期。為了預防肺癌，中年以後應該定期進行胸部影像檢查，以便及早發現並早期治療。

- 肺部疾病的症狀多為咳嗽、呼吸困難、胸痛等，因此若出現異常症狀時應多加注意，進而就醫。

肺臟疾病預防與飲食需知

預防肺臟疾病的飲食，應從易消化的飲食調養為主，避免造成器官負擔。其中肺與「呼吸」功能密不可分，因此更應注意外在有毒物質、氣體的侵入。

我們從空氣中吸進氧氣，然後透過氣體交換機制吐出二氧化碳，如果空氣中充斥過多有害物質，就會增加肺臟過濾的工作負擔，甚至導致肺部的疾病，因此如何遠離這些會損傷呼吸道的有害物質就顯得非常重要。同樣地，越來越嚴重的空汙問題也是我們要嚴肅面對的課題。

● 戒菸

根據醫學研究顯示，香菸內含有害物質高達四千種，如果一天抽十根菸，罹患肺癌的機率是非吸菸者的十倍，同時還會損傷腦部、心臟、胃部、肝臟、眼睛及骨骼等身體其他器官，甚至會引發多種免疫疾病及關節炎。

因此，對於中老年人來說，戒菸絕對可以幫助身體健康及延長平均壽命。臨床上統計，戒菸一年後，罹患冠心病的機率就比吸菸者少了百分之五十，因此越早戒菸，挽回的壽命越多。

● 遠離二手菸

二手菸是吸菸者抽菸時從嘴巴呼出的混合煙霧，即使抽菸者停止吸菸，煙霧中的懸浮粒子仍會在空氣中停留數小時，這些懸浮粒子屬於燃燒不完全的煙霧，其中有害物質和致癌物質是一手菸的二十倍，如果被吸進體內，會對健康造成更大的傷害。更有研究發現，丈夫是吸菸者的女性因為經常吸二手菸，罹患肺癌的機率增加了一．三四倍。此外，吸菸後殘留在屋內的有害物質俗稱三手菸，常會殘留在屋內家具、窗簾或衣物表面，這些超細微粒的有害物質可能引發氣喘。

●避免烹調油煙

肺癌是女性癌症死因第一位，主要是與高溫烹調的習慣有關。根據臨床的統計資料顯示，肺癌患者中有百分之三十有抽菸的習慣，百分之五十以上是因為烹調油煙所引起，其他則是因為空氣汙染或是不明原因所導致。

油脂加熱超過發煙點之後，會產生大量的自由基與聚合物質，或經過高溫油炸釋放出的環芳香烴致癌物，對於經年在廚房烹調的婦女來說，都是很大的威脅。因此，應要避免接觸炒菜油煙，並改變烹調習慣，以低溫烹調或油水混合的方式來降低油煙。此外，安裝良好且有效率的排油煙系統也是很重要的措施。

●儘量少接觸薰香等物品

家中祭祀用的香、用來安定心神的檀香、香氛作用的薰香或驅蚊子的蚊香，都含有提高肺癌罹患率的危險因子。祭祀用的香或檀香，由於品質良莠不齊，大多含有人工香精、滑石粉、化學膠粘劑，點燃後會影響呼吸順暢，引發頭暈、噁心、過敏等反應，長期使用還會有罹癌風險。此外，蚊香中的化學物質對有些人而言也會誘發氣喘等肺病，正確使用蚊香的方法應該是將房間門窗關閉後，點燃蚊香之後離開，待三十分鐘之後熄滅蚊香，將紗窗或空調打開讓空氣流通。

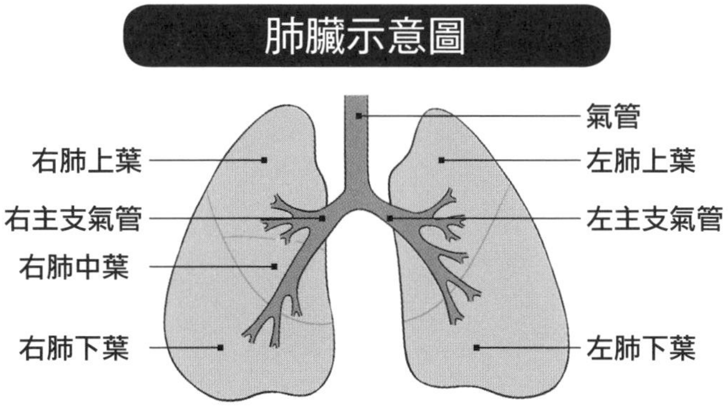

● 拒絕沒有檢驗合格的藥物或健康食品

有一些來路不明的藥物或草藥，不合格的健康食品可能含有砷、鎘、鉛、汞等重金屬，會提高肺癌的罹患率，長期服用對身體健康有很大的損害，購買時應該要特別注意是否有檢驗合格的證明，而且最好經由專業合格的醫療人員建議使用。

● 多喝水及養肺的飲品

多喝水可排除體內的廢棄物，只要大小便通暢就是個良好的排毒作用。對中醫而言，也可選用一些色白入肺或補肺氣潤肺的飲品來保養肺部，包括杏仁茶、西洋參、川貝、羅漢果、膨大海、陳皮、金桔等，都可泡成茶飲，但有慢性腹瀉或容易胸悶的人不建議長期飲用膨大海，因此諮詢專業醫師是最保險的方法。

肺臟疾病食療

● 多補充抗氧化食品

研究發現，若人體抗氧化能力不足，會增加氣喘、支氣管炎、肺炎的發生率，因此，想增加血液中的抗氧化濃度，可適當攝取有抗氧化能力的食物或保健食品列含有維生素C、維生素E、β胡蘿蔔素、硒、輔酶Q10，或茶葉多酚、薑黃等可增加血液中抗氧化濃度的保健食品或食物。

● 攝取含有 omega-3 脂肪酸的魚油

富含 omega-3 脂肪酸的魚油可緩解引發氣喘過敏物造成的反應，舒緩氣管的收縮現象，避免氣喘及過敏性鼻炎的加重。

● 養肺食療

中醫可選用白色的食物來保養肺，如白蘿蔔、白菜、洋菇、白木耳、白花椰菜、山藥、茯苓、白芝麻、百合、川貝母、燉水梨等，平時可選用入菜，對容易感冒、咳嗽、肺部或支氣管常不舒服的人具基本保養之效。

清肺健身九要素

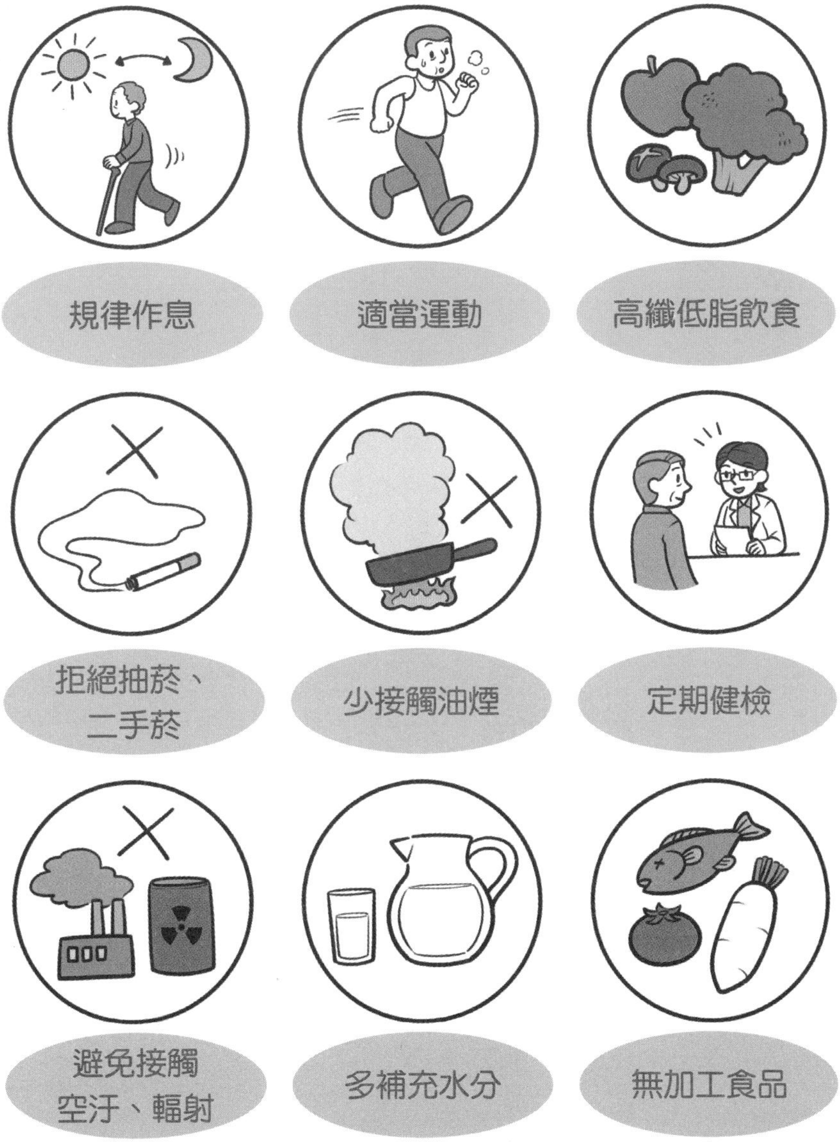
規律作息
適當運動
高纖低脂飲食
拒絕抽菸、二手菸
少接觸油煙
定期健檢
避免接觸空汙、輻射
多補充水分
無加工食品

- 引起肺部疾病原因主要為個人遺傳因素、生活方式、外在因素等，其中只有我們避免致病因素、保養身體，也可遠離疾病的發生。

從腎臟談老人易生的疾病

四十歲過後腎臟功能就會跟著下降，腎臟的代謝也會減弱功能，其中常見疾病如蛋白尿、水腫。

腎臟的功能是交換過濾排出尿液、排出代謝廢物、毒物和藥物、調節體內水分和滲透壓、調節電解質濃度、調節酸鹼平衡、內分泌功能使新陳代謝進行順利。因此，人體會根據目前的身體狀態製造出相對應的尿液量，例如體內鹽分過多時，尿液的含鹽量就會多一點，並且透過泌尿系統排出體外，達到維持體內環境的平衡。

發生於腎臟的疾病較常見的症狀有蛋白尿、血尿、水腫等。

● 排尿異常現象

如果腎臟濃縮尿液的功能低下，常會造成夜間頻尿，這種情形有時候是慢性腎機能不全的最初症狀，患者常常不自覺；此外，如果一天的排尿量少於五百毫升，稱之為寡尿，可能暗示嚴重的腎臟衰竭症狀，必須儘快就醫尋求診斷治療；其他像是膀胱炎或泌尿道感染，也會出現頻尿或是解尿困難的情形。

● 水腫

心肺衰竭、腎因性、肝病變、營養不良、感染、甲狀腺功能低下或是淋巴腫脹等都會引起水腫。腎因性水腫大部分都屬於凹陷型水腫，原因可能是因為寡尿或是蛋白尿過高而引起低蛋白血症，導制血漿滲透壓低下所造成，如果腎因性水腫合併高脂血症、低白蛋白血症就叫做腎病症候群，必須要積極接受治療。

● 蛋白尿

蛋白尿的臨床表現是泡沫尿，也就是當尿液靜置十至十五分鐘後，如果仍然出現泡沫，這種情形就稱作泡沫尿。蛋白尿可以分為生理性以及病理性。生理性蛋白尿可能是因為發燒或是劇烈活動之後產生的蛋白尿，懷孕或是使用血管收縮藥物也會造成蛋白尿，這些良性蛋白尿只要追蹤就可以，基本上不會有危險性。病理性蛋白尿則可能由腎絲球炎、腎小管的再吸收能力下降或是血清中低分子蛋白增加等症狀所引起，必須做腎臟切片檢查，確認是否疾病性質、病變的程度，決定合適的治療方針。這邊要注意是靜置之後仍有起泡的尿才算，千萬不要道聽塗說或聽信廣告認為小便有泡沫就一定有腎臟病。

●尿毒症狀

當腎絲球過濾率降到每分鐘五十毫升以下甚至二十毫升以下時，就有可能會出現尿毒症狀，患者會出現噁心嘔吐、倦怠、食慾不振等情形。尿毒症會造成肺水腫、出血、意識障礙、高鉀血症等電解

腎臟示意圖

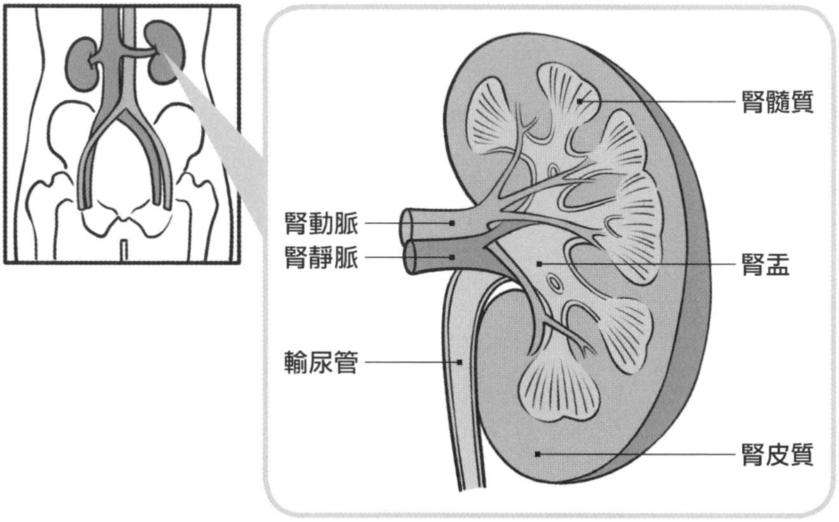

質異常和酸血症，如果過濾率降到十毫升以下或出現以上一些急性症狀，此時需要立刻就醫並且考慮進行透析治療。

● 血尿

腎絲球炎、腎結石、腫瘤、感染、前列腺發炎或是腎血管梗塞等都有可能造成血尿，必須透過尿檢顯微鏡觀察或是進一步的影像檢查，才能找出病變的原因。

● 肢體無力或抽筋

腎臟病會造成電解質異常或是酸鹼不平衡的情形，例如低血鉀時會出現突發性肢體無力，低血鈣時容易發生抽筋的現象，高、低血鈉都有可能造成四肢無力或是意識障礙，高血鈣嚴重時也會導致意識障礙和便祕，如果有懷疑只需要立刻至醫院抽血檢查就可以確認。

● 高血壓

腎因性高血壓可能發生在青、壯年時期，或是必須使用三種以上高血壓藥物而控制不良的人身上，引起高血壓的原因可能是腎絲球、腎小管受損、腎動脈狹窄或是腎臟腫瘤。

另一方面，中老年人常出現的高血壓與糖尿病、高尿酸血症等慢性病，如果長年控制不良，往往會導致腎功能受損。

● 腰痛

因為腎臟病變所引起的腰痛位於兩側背部腰際的腎陷窩處而且會持續，不會因姿勢而改變疼痛的程度，造成腰痛的原因可能為腎結石、腎臟發炎、腎膿瘍或是腎血管梗塞等。

除此之外，老年人因為骨骼肌肉退化的酸痛問題，有時候會服用消炎止痛劑，長期服用這一類藥品也會對腎臟造成傷害。至於中老年男性常出現的前列腺肥大與老年女性的尿失禁等，與腎臟疾病較無直接的關係。

腎臟常見出現的症狀

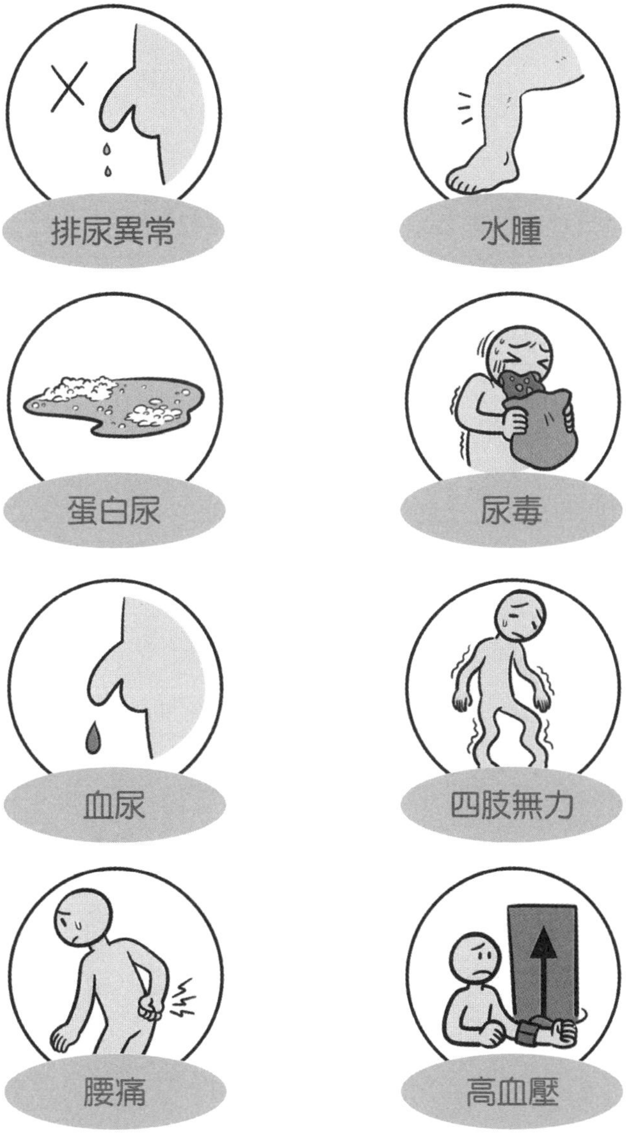
排尿異常
水腫
蛋白尿
尿毒
血尿
四肢無力
腰痛
高血壓

- 腎主要與泌尿方面症狀有關，因此只要發現排泄習慣有異常，則應就醫檢測。

預防腎臟疾病與飲食原則

腎臟疾病初期沒有什麼症狀，通常要等到腎臟功能失去百分之六十以上才會有警訊，因此平常就應預防，以遠離疾病上身。

● 避免暴飲暴食

暴飲暴食對腎臟健康會造成損害，人體吃下大量的食物，尤其是動植物性蛋白質，最後的衍生物包括尿酸、尿素氮等等廢物，都需要經出腎臟作用才能排出體外。因此，暴飲暴食最容易增加腎臟代謝的負擔。

● 嚴禁亂服成藥

有些老年人不想到醫院就診，直接購買未經醫師處方的成藥，而許多藥品都必須經過腎臟排泄，因此加重腎臟的負擔，例如一般市售之止痛劑，如果長期使用，對腎臟會造成嚴重損害，用藥前應該要經過醫師診斷，並且定期檢查腎臟功能。

還有些老人家相信偏方或自行服用草藥及來路不明藥物，這也很容易損害腎臟功能，如果腎臟出現問題，應該至正當院所就診，讓專科醫師做最適當的處置，繼續亂服用未經醫師開立的藥物只會耽誤治療時機，引起併發症，甚至在短期內演變成尿毒症。

● 適量喝水不憋尿

尿液累積在膀胱中太久很容易繁殖細菌，細菌會經由輸尿管感染腎臟，因此中老年人應該注意每天飲用充足的水分，隨時排尿，也可以避免腎臟結石。尤其是老年人血中鈣質含量較高，容易發生尿路結石的現象，導致腎臟功能障礙，然而有些尿路梗阻的症狀並不明顯，以致於未能及時發現而使病情更加嚴重。因此老年人適量喝水、多排尿，可以減少結石、尿路梗阻造成的腎臟損害。

● 有效控制高血壓、糖尿病等慢性病

腎臟由許多腎小體微血管所組成，長期的高血壓會破壞腎臟的微細血管，同時也會加速腎小動脈的玻璃樣變性，使血管內膜增厚，導致腎功能減退。因此，老年人應該要預防高血壓，多吃新鮮蔬果，減少鹽分的攝取，特別是要少吃醃製類食物和沾醬，避免引起高血壓；另一方面，有高血壓症狀的中老年人，如果自行保健控制不佳就應儘快就醫治療，按照醫生的指示服用藥物。

另外，糖尿病控制不佳會使血管逐漸硬化，因此對於腎小管組成的腎臟也會造成損害，根據臨床統計，有百分之二十五洗腎的患者是由於糖尿病的末期腎臟疾病所造成。

● 定期健康檢查

定期健康檢查對於中年五十歲之後是很重要的課題，腎臟檢查包括尿液篩檢、血壓檢測等。統計上有超過一半以上的腎臟病患者並不會感覺到腎臟損壞，等到身體感到不適時可能已經是瀕臨腎臟病末期，必須要洗腎才能存活，因此透過定期檢查，從尿液中觀察紅血球、白血球、蛋白質的變化，才能及早發現及治療。一般來說，六十歲以上的老年人每年最好做尿液檢查兩次以上。

● 預防尿路感染

尿路感染會使腎臟的結構遭到破壞，導致排泄廢物的能力明顯減退，例如腎盂發炎，會引起腎臟組織充血水腫，加重腎小球濾過率的降低，同時因為感染所使用的抗生素無形之中也增加了腎臟的負擔。

年輕人泌尿道感染的風險女生遠高於男生，因女性尿道僅三至四公分，但是中老年男性發生感染的機會逐漸增多，這是因為前列腺正好位於排尿的通道上，一旦前列腺肥大，就會壓迫尿道

而產生尿路梗塞、尿流排出不通暢而產生殘尿，容易發生感染。老年人膀胱肌力減退，排尿功能也會受到影響，所以發生因為排尿困難而尿滯留的情況比較多見，而且短時間不易恢復。

還有些老年人因為經常要插導尿管，如果無法順利移除導致長期需置放尿管於膀胱內，護理照顧上要更注意，避免增加尿路感染的風險。

● 維持體內電解質平衡

有些老年人因為行動不便，造成活動量減少，有些人因為疾病而長期臥床，造成骨質中的鈣質游離進入血液中，使血鈣增高；其次，由於老年人對於體內鉀的調節功能變差，因此容易發生血鉀過低的情形，造成腎小管病變。為了維持體內電解質的平衡，老年人應該要多活動，如果發生腹瀉、嘔吐等容易造成鉀流失的情況，應該及時補充含鉀的藥物或是飲料。

腎臟食療

保護腎臟的飲食原則如下：

● 避免油炸、燒烤的食物

油炸及燒烤熱方式烹調的食物，尤其是動物性脂肪及高糖飲食，會讓糖尿病患者使血液中的葡萄糖量增加，身體產生高濃度的先進糖化終產物（Advanced Glycation End-products, AGEs），經過身體組織器官吸收之後，容易引起氧化作用及發炎反應，導致血管病變，造成動脈硬化阻塞動脈、使心血管疾病風險提高，此為一般糖尿病、老化及慢性腎臟病等造成慢性血管疾病的可能主因。

● 攝取適量蛋白質

當人體攝取過多蛋白質時，身體無法完全吸收，會代謝成含氮廢物，造成腎臟的負擔，因此導致腎臟功能加速老化。

● 限制鹽分

血壓過高對於腎臟、心臟、血管都有不良作用，一般建議「鈉」的攝取量為每日不超過二千四百毫克，大約相當於六公克食鹽。但根據中央研究院調查研究，國人每人每天食鹽的攝取量約在十至十二公克之間，足足超出建議攝取量的一倍，甚至許多人每日平均食鹽攝取量都高達到十五克，超出建議量許多。

為了避免攝取過多的鹽分，應該少吃醃漬類食物以及香腸、火腿、臘肉、培根、熱狗等，對於肝腎功能都不好。此外，沒有運動時，也應該避免飲用運動飲料，才不會喝入不必要的鹽分。

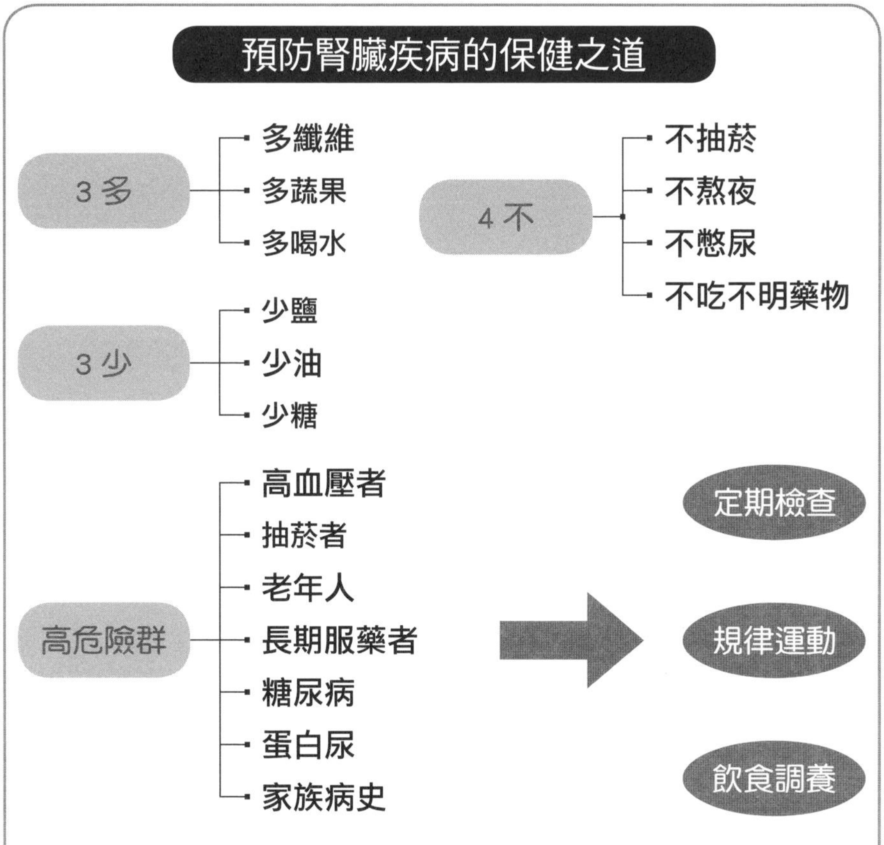

● 預防勝於治療，定期檢查是確保腎臟功能的不二法則。

老人消化道的疾病

老年人消化器官老化，而日常活動也比以往減少許多，導致基礎代謝降低、消化功能減退，因此容易發生消化系統疾病。

五十歲以上的中老年人進入熟齡期之後，身體的血液循環開始變差，胃腸消化能力與腸道蠕動力也減弱，加上免疫力下降，腸道內的有害菌增多，胃腸也無法有效抵抗外來病毒、病菌的侵襲。因此，腸道的衰老會促發全身性的老化與各種慢性病症，這與中醫所講的脾胃為後天之本。

此外，老年人還經常會面臨便祕的困擾、季節變化導致胃腸潰瘍、消化道出血或慢性胃炎等，以下是五十歲以後常見的腸胃疾病：

●消化性潰瘍

消化性潰瘍即為胃、十二指腸等處的黏膜，長期遭到分泌過多的胃酸侵蝕，導致黏膜表面組織受損。通常患者會出現有週期性、規律的慢性上腹部疼痛症狀，而且發作一般具有季節性，在現代社會中，胃病幾乎成為一種文明病了！

胃潰瘍的發作比較不規則，往往在餐後一小時內發生，經過一至二小時之後逐漸緩解，然後到下次用餐過後，又再次發作。

十二指腸潰瘍會出現上腹部疼痛，大多在兩餐之間發作，疼痛的程度持續不減，直到服用制酸藥物或是進食才能獲得緩解。

●胃炎

胃炎也就是胃部黏膜發炎或糜爛出血的現象。在目前五十歲以上的族群中，以年齡算都是所謂五年級生，這個世代的人相對個性比較壓抑，精神情緒容易緊張，也比較會有失眠的問題，剛好都是胃病發生的相關原因，胃

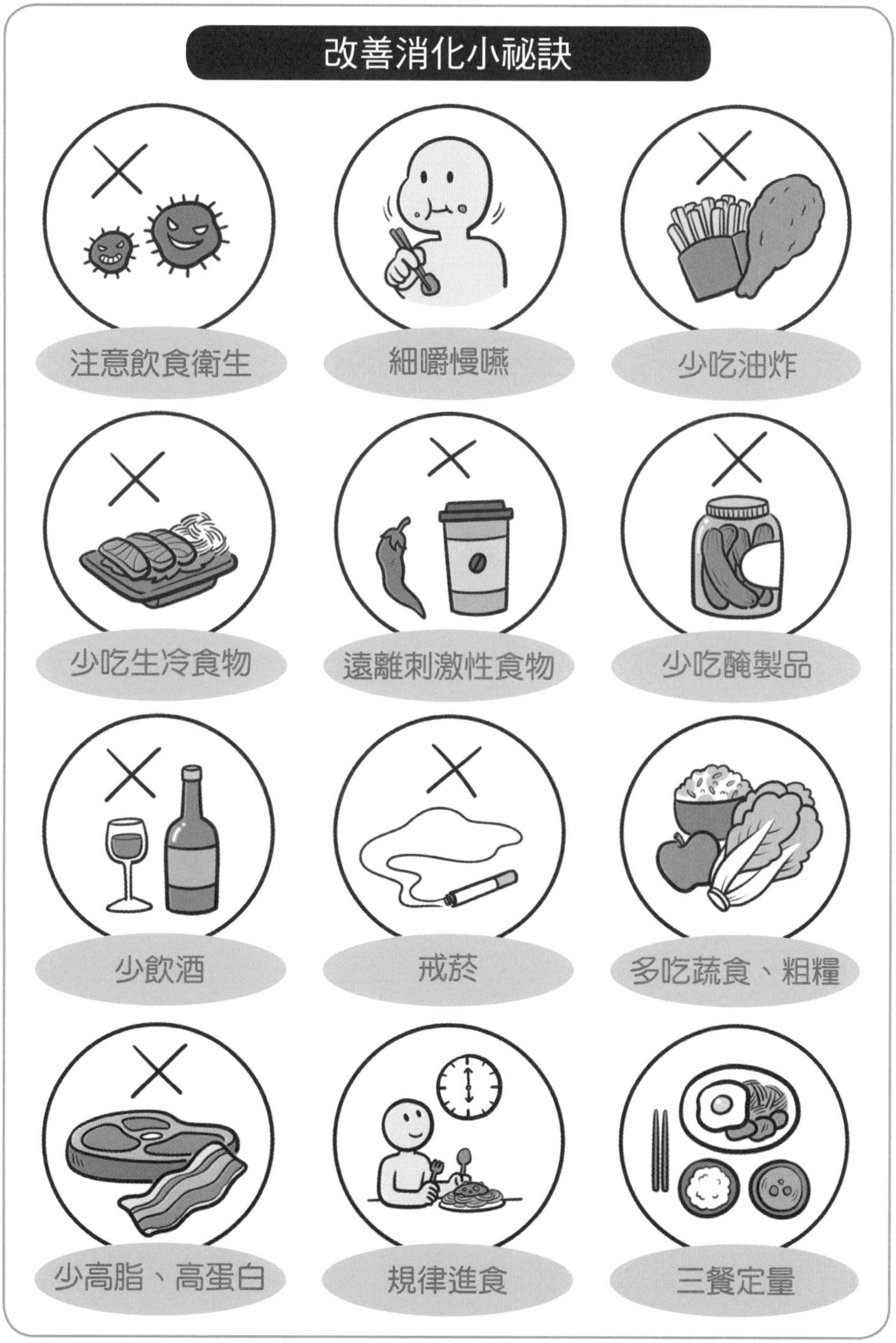
改善消化小祕訣
注意飲食衛生
細嚼慢嚥
少吃油炸
少吃生冷食物
遠離刺激性食物
少吃醃製品
少飲酒
戒菸
多吃蔬食、粗糧
少高脂、高蛋白
規律進食
三餐定量

炎依照症狀發作的時間長短、病理組織的特徵，可分為急性胃炎與慢性胃炎。

急性胃炎的成因包括有不當飲食、攝取過量酒精與藥物、化學藥劑、攝取過熱的食物造成的熱傷害、放射線傷害、以及細菌、過濾性病毒、黴菌的感染等。

罹患急性胃炎時發病急速，症狀較輕者會有腹痛、噁心、嘔吐、消化不良等症狀；重者可能會嘔血、黑便，甚至出現失血、酸中毒及休克等現象。

慢性胃炎主要是由於胃部黏膜長期受到胃酸侵蝕，胃黏膜組織受到損害，而且是由多種原因引發，包括酒精、菸、咖啡、藥劑、X光射線、幽門螺旋桿菌等。

罹患慢性胃炎的人，經常感覺上腹部不舒服，出現飽脹感、甚至是疼痛感，同時還會出現食慾不振、噁心、嘔吐的情形。另外，萎縮性胃炎除了上述的症狀之外，還可能有體重減輕、貧血、腹瀉、營養不良等現象。

●腸炎

腸炎是腸部遭到病菌侵犯引起發炎的疾病，通常是因為吃進了被汙染的飲食所造成。糖尿病等免疫力較低的族群，或是遭到志賀氏桿菌等傳染力特別強的病菌感染的人，特別容易罹患細菌性腸炎。

急性腸炎的典型症狀是腹瀉、腹痛、腸鳴、食慾減退；還有些人會出現頭痛、全身痠痛的情形。

急性腸炎若沒有徹底治療，或是在尚未痊癒之前，又因為飲食不慎、著涼等原因而導致發作，就可能會演變為慢性腸炎。

慢性腸炎患者的症狀有經常腹瀉、腹部隱隱作痛、全身無力、容易疲倦，而且會導致身形消瘦。

一般來說，消化道中棲息著數百種的細菌，依照其對人體健康的作用，可分為有益菌和有害

老人常見的消化道疾病

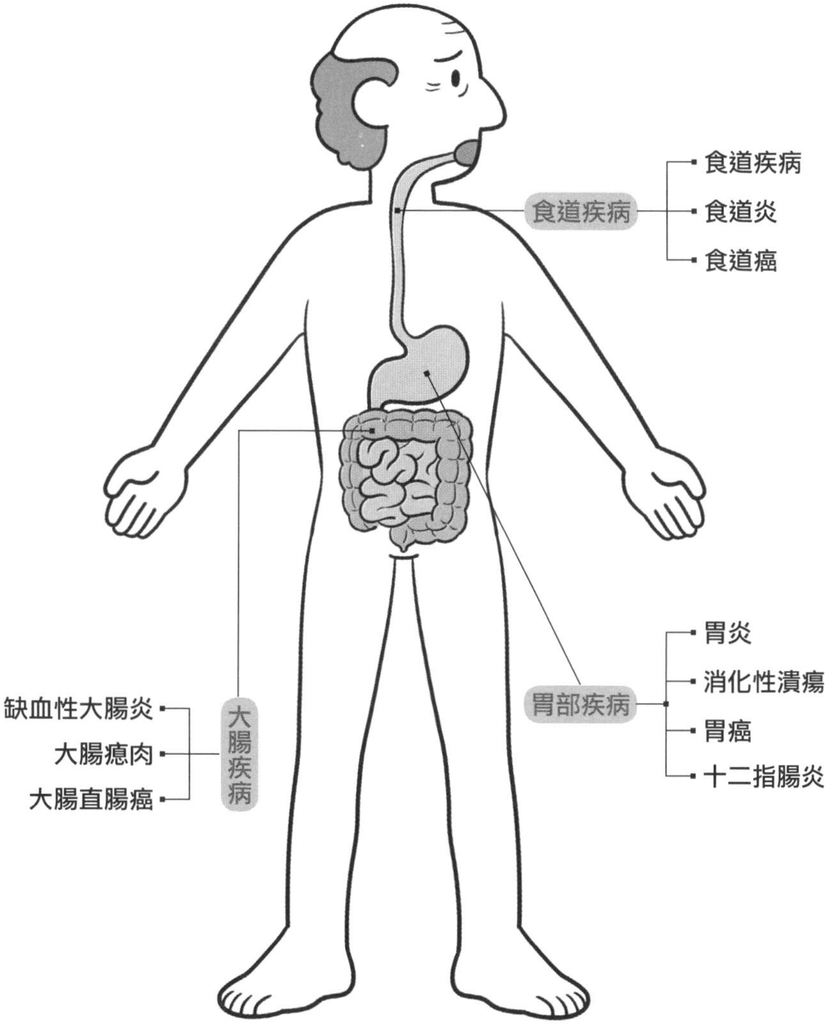

- 五十歲以上的中老年人，因血液循環變差、胃消化力下降，故腸胃也會跟著衰老產生病變。

菌，這也是目前健康保健食品有很多人熱衷吃益菌的立論，如果常發生發炎或感染疾病而使用一些抗生素，久而久之就容易影響菌落平衡，因此為了保持胃腸健康，必須預防消化道疾病，特別是感染症，改善胃腸功能，才能達到飲食保健的目的。

首先，對於飲食的衛生一定要特別注意，不要吃生冷的食物，用餐前後要洗手。

對於熟齡階段的中老年人來說，便祕是一個相當普遍的困擾，想預防便祕，除了要經常走動以加強腹肌力量，也要改善飲食內容，多攝取纖維質豐富的蔬果，並且每天定時排便兩次，可以避免腸道累積毒素，否則腸道內的毒素累積久了，累積一連串的免疫缺失反應，讓細胞突變無法清除，最後可能形成腸癌。

此外，可以常飲用富含纖維質的蔬果汁，可以促進腸道蠕動有利於排便；或是飲用優酪乳，它所含的益生菌能提高腸道內好菌的比例、抑制壞菌，進而達到整腸作用，讓人有效吸收營養，並避免壞菌製造致癌物質。

影響中老年人營養吸收的原因

想要健康快樂的生活，就必須吃好睡好。但老年人常會出現消化不良、食慾不振的現象，因此為達到「吃好」，更應建立屬於適合自己的飲食法則。

根據研究指出，老年人常因營養不良的現象，導致身體疾病的發生，且在疾病產生後，又因藥物或精神體力的衰退造成消化不良，形成一種惡性循環。造成老年人營養吸收問題之因如下：

● 味覺及嗅覺靈敏度下降

老化後，味蕾組織逐漸萎縮減少，嗅覺及口腔黏膜退化，因此對味覺的感受度降低。這也是為什麼中老年人對食物變得比較挑剔，時常覺得味道不合胃口，影響食物的攝取量及營養狀況。

● 口腔的進食功能退化

老年人時常發生牙齒鬆動或脫落的情形，進而影響咀嚼能力。此外，在老化過程中口腔內的唾液也會減少，牙齦的結締組織逐漸萎縮，因此老年人在食物種類的選擇上便會受限，只能挑較柔軟的食物，這也使得老年人的營養攝取容易不均衡。此外，牙周病帶來的牙齦不健全或膿瘍，也都會影響進食的慾望。

● 消化系統出現障礙

在老化的過程中，腸胃道的消化酵素會逐漸減少，包括胃蛋白酶、胰臟消化酵素、胰脂肪酶等，影響到老年人對食物的消化與吸收；此外由於老化後的腸道表面黏膜萎縮，腸道蠕動變慢，食糜停留在結腸與直腸的時間會延長，因此造成便祕的現象。

● 內分泌系統及代謝改變

中老年人的體力與生理狀

況逐漸下降，因此內分泌系統也發生了功能上的變化，如腦下垂體、甲狀腺素、副甲狀腺素及腎上腺的分泌調節都發生了變化，導致中年血液中血脂肪值及血糖值較不穩定。

● 造血功能下降

中老年人的身體對鐵的利用率下降，因此對葉酸及維生素B群的吸收能力也相對降低，間接影響到造血功能，造成紅血球攜帶的氧氣與養分也相對減少；此外，白血球數量減少也會造成老年人免疫力下降的現象，導致老年人容易受到感染，因此對造血原料營養素的吸收率也下降。

● 腎臟功能退化

腎臟功能退化對於廢物的排除及對鈉的保留能力降低，會使老年人常出現血鈉過低的現象；同時，腎臟功能退化也影響到老年人對於蛋白質的代謝能力，造成腎臟負擔。

對於老年人生理現象引起營養消化吸收的問題，可參考以下解決方式：

提高消化力

生理狀況	改善方法
咀嚼或吞嚥困難	1．烹調食物時，運用勾芡的方式，使食物較容易吞嚥。 2．選擇質地較柔軟的食物，如粥、豆腐、菜湯等。
腸胃功能衰退	1．補充優酪乳、益生菌，改善腸胃道症狀。 2．多運動、多喝水，改善便祕。 3．適量攝取維生素 B_{12} 及膳食纖維。
視覺功能下降	1．攝取維生素A及胡蘿蔔素的食物，例如木瓜、紅蘿蔔。 2．定期檢查視力。
造血功能減退	1．攝取鐵質豐富的食物，如綠葉或深紫色蔬菜、蛋黃。 2．攝取維生素B群豐富的食物，如全穀類、牛奶。
味覺、嗅覺障礙	1．利用水果入菜，增加食物的甜味及酸味。 2．選用味道濃郁的食材，如香菇、洋蔥。 3．避免苦味的食物，如芥菜、苦瓜。

便祕的原因

通常「超過三天以上沒大便」即被稱作便祕，而排便費力且糞便乾硬。老年人由於消化力下降，故易有便祕的狀況發生。

當食物進入大腸之後，大腸一邊吸收水分，一邊把身體不需要的殘渣濃縮成糞便。之後，大腸的肌肉會收縮，把糞便推向直腸，當糞便到達直腸時，大部分的水分已經被吸收，因此糞便會變比較硬，然後被排出體外。當大腸蠕動速度變慢，糞便中的水分幾乎被吸收完時，糞便就會變得又乾又硬。

以下為常見便祕的原因：

● **食物中的纖維質不足**

例如老年人牙齒不好，因此大多挑選軟質的食物，造成纖維量不足，或是有些人會先將食物在調理機中攪碎，反而將纖維打碎，因為食物容易完全被人體吸收，導致腸胃刺激性蠕動的功能不足因而導致便祕。

● **水分攝取不足**

水分攝取不足也會導致便祕。每天攝取的水分應該至少2000 ml，但是酒精及含咖啡因的飲料，如咖啡、可樂、茶，會造成身體脫水反應，有時可能反而會導致反效果。

● **服用藥物**

止痛劑會抑制神經的活動，減緩腸胃蠕動。特別是麻醉型的止痛劑、含鋁及鈣質的制酸劑、含鈣離子阻斷劑的降血壓藥、抗巴金森氏症藥物、抗痙攣藥物、抗憂鬱症藥物、鐵劑、利尿劑、抗抽筋藥物等。

此外，不當使用緩瀉劑，會傷害大腸內神經細胞，使其失去正常的收縮能力，也會造成便祕。

● 疾病造成

患有神經性疾病，例如中風、巴金森氏症、脊髓損傷；或是代謝性及內分泌疾病，例如糖尿病、甲狀腺亢進或低下症、尿毒症、紅斑性狼瘡等，都會使腸胃蠕動功能變差，導致便祕；另外，大腸激躁症侯群，又稱腸躁症，常與壓力有關，緊張時會大便數次，數日內又便祕。

接受腸阻塞、腸沾黏等手術後，都會干擾腸胃蠕動，加上如果發生腸沾黏，對於腸蠕動更容易造成影響。

● 環境變化

旅行時，作息、飲食改變或其他壓力，也會導致腸胃不順；婦女懷孕時水腫，也會導致大腸蠕動變慢。

要特別注意的是，如果因為在外上廁所不習慣，或是忙於工作，不願意上大號，就會逐漸失去便意，時間久了自然演變為便祕的症狀。

便祕自我檢測

- 平均一周排便低於 3 次
- 排便費力
- 大便乾硬
- 殘便感

● 若有上述症狀即代表有便祕的情況。

導致便祕的成因

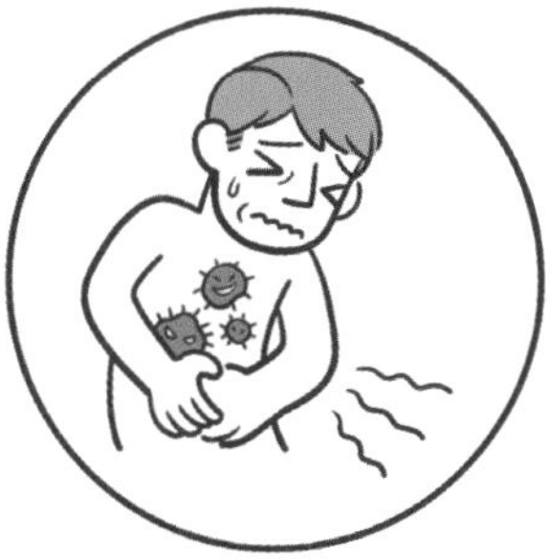

疾病導致

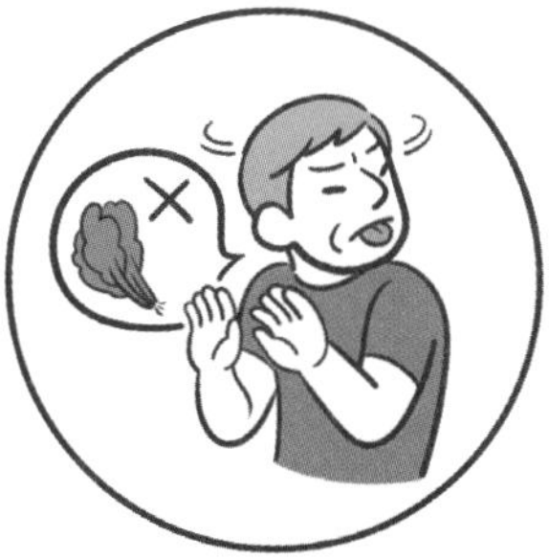

纖維攝取不足

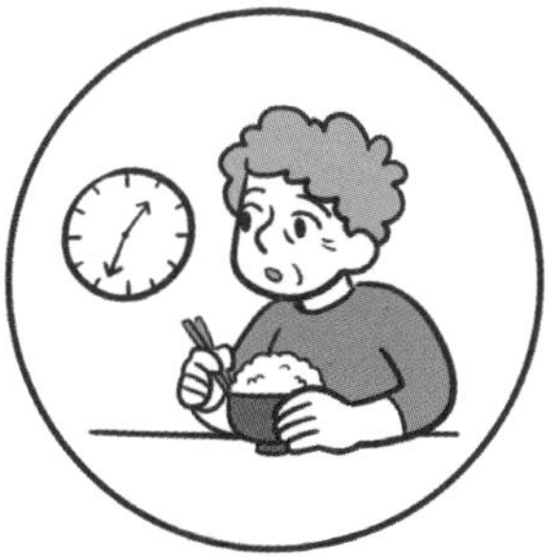

作息飲食改變

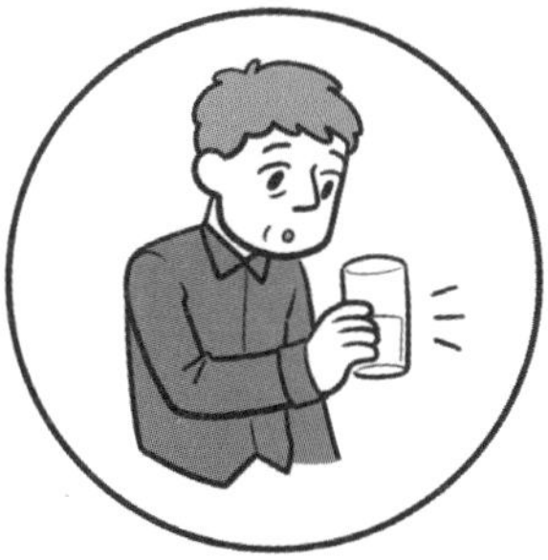

水分不足

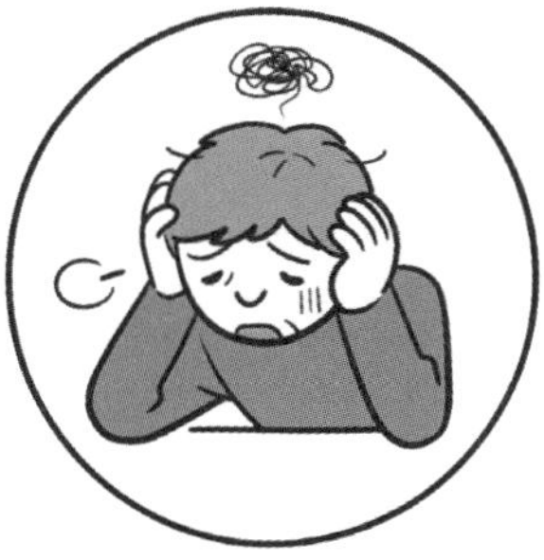

情緒影響

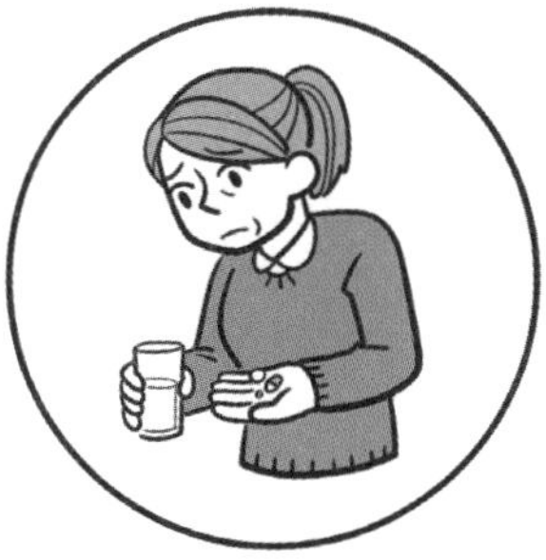

服用藥物

- 便祕會對身體造成長期影響，進而導致消化受損。

老人治便祕的獨家偏方

想要預防便祕應該要多吃各種符合時令的新鮮蔬果，以吸收大量纖維素，或是常常飲用優酪乳，以增加腸胃的活動量。

想要預防便祕應該要多吃各種符合時令的新鮮蔬果，以吸收大量纖維素；或是常常飲用優酪乳，以增加腸胃的活動量。

例如奇異果、蒟蒻及薏仁都可以改善便祕。其中，奇異果促進腸胃蠕動、清潔腸道；蒟蒻含有大量膳食纖維，能夠有效吸收水分，增強腸道機能，並且結合體內老舊廢物、毒素，將其排出體外；薏仁則具有促進新陳代謝、排出體內廢物的功效。

其他例如冬瓜、西瓜、黃瓜、牛蒡等，都可促進腸道蠕動及增進排泄順暢。

● 決明子茶

材料： 炒決明子20克，菊花、薄荷各10克，冰糖適量。

作法： 將炒決明子加水1000 ml，以大火煮滾後轉小火煮3分鐘，最後放入菊花、薄荷燜約3分鐘即可食用。

功效： 口臭、火氣大，超過2天以上未排便者。

● 當歸潤燥湯

材料： 升麻、當歸各1兩，生地黃2兩，熟地黃、大黃、桃仁、麻仁、甘草各1錢。

作法： 將所有材料除了麻仁之外，熬煮成湯，去藥渣取湯汁；將麻仁研成細泥，加入藥汁煮沸即可。

功效： 補血、潤腸、通便。但由於此湯劑中藥成分較多，建議徵詢合格中醫師後再使用。

● 柏子仁粥

材料：白米100克，柏子仁25克，蜂蜜適量。

作法：淘米洗淨，將柏子仁拍碎，鍋中放入適量水、白米、柏子仁，以大火煮沸，再改用小火熬煮成粥，加入適量蜂蜜調味即可。

功效：腸道乾澀無力排便，可促進腸胃蠕動。除了用柏子仁以外，也可以用松子仁取代。

● 無花果蜜糖粥

材料：乾燥無花果30克，大米50克，蜂蜜適量。

作法：將大米熬成粥，煮沸後加入無花果，要吃的時候再加入蜂蜜調味。

功效：清腸、潤燥、緩解便祕與痔瘡。

● 海參木耳湯

材料：豬大腸500克，木耳30克，水發海參250克。

作法：木耳、海參、豬大腸洗淨皆切小段，全部材料放入鍋內，加清水適量，大火煮沸後，小火燉煮1～2小時，加入適量鹽巴調味即可。

功效：大便質硬乾，羊屎便，火氣大。

常用中醫養生藥膳調理藥材

建議諮詢中醫師確認體質再使用

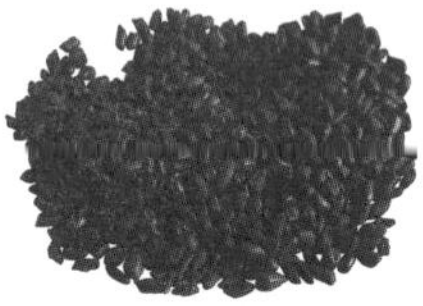

決明子
明目、潤腸通便

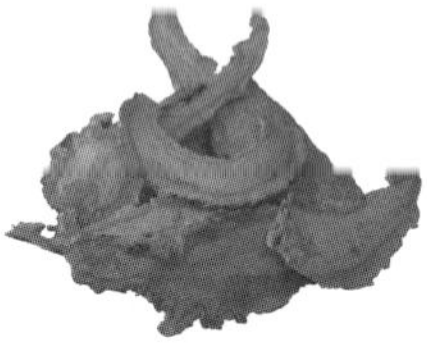

當歸
養肝血、活血

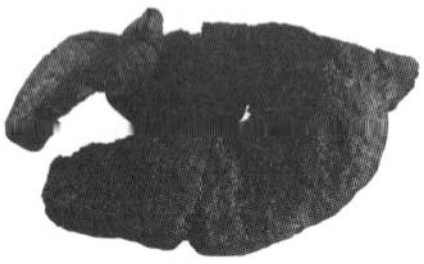

熟地黃
補養肝腎

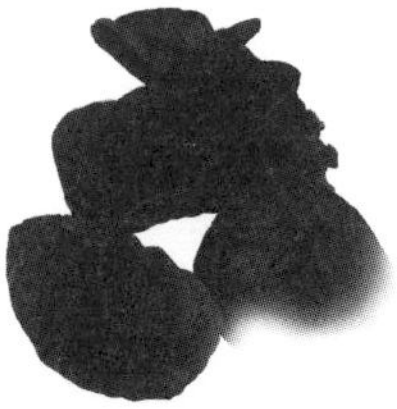

木耳
滋養、潤腸

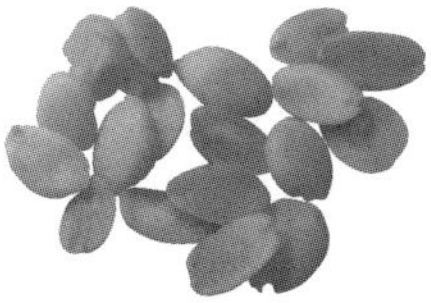

桃仁
活血、潤腸

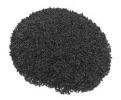

柏子仁
斂汗、養陰、潤腸

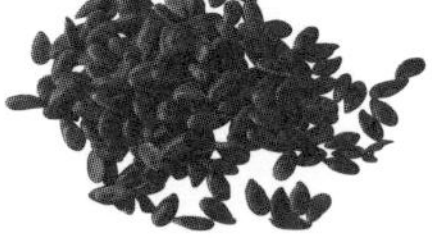

麻仁
潤腸通便（用胡麻仁）

- 所有藥材建議使用檢驗合格的安全藥材為佳。

避免聽不清、看不明、早發華髮、齒牙動搖

如何面對中老年人的雞同鴨講

老年人由於面臨生、心理的退化，情緒與身體正有著莫大的改變，有時會使周遭人對此有所誤解。此時只要從中排解問題所在，一樣可以快樂相處。

中年之後的重聽現象是漸進式的，並不是短時間內形成。重聽分為「傳導性聽力障礙」以及「感音性聽力障礙」，兩者都是因為年紀大，內耳功能退化導致，其他例如長期曝露在噪音中或是職業傷害也會導致重聽。

發生重聽時，除了對聲音感受不靈敏之外，同時會覺得耳朵悶悶的。通常五十歲以上的人，多少都會出現重聽的情形，並且隨著年齡增長加重，平均每增加十歲，聽力就會減低五至十分貝。老年人更因血管持續老化，造成內耳循環不良，引發耳鳴或聽力減退的問題。老年人耳鳴、重聽會影響生活品質，在生理上、精神上也都是一種衝擊。也有臨床研究發現重聽是失智症的早期徵兆之一，建議若家中長輩有疑似有耳鳴或聽力的問題，都應該就醫進行詳細的聽力檢查。

就病理學的觀點來看，引發中老年人重聽主要是因為內耳組織結構發生病變，症狀輕重不一，致病的原因可以分為感覺性老年聽障、神經性老年聽障、代謝性老年聽障及機械性老年聽障四大類。由於每個人的體質及症狀各不相同，一般來說，門診時醫生會先進行聽力測驗再診斷。

下頁表為重聽的程度分級：

重聽程度分級表

聽力程度	可以聽見的分貝數	出現症狀
聽覺正常	-10～25 分貝	無
輕度重聽	26～45 分貝	輕柔的聲音聽不清楚，但在安靜的環境裡説話或聽聲音沒問題。
中度重聽	46～70 分貝	聽得見近距離的聲音，但在一般交談有些困難，若在吵雜環境更困難。
重度重聽	71～90 分貝	與人交談答非所問，除非對方提高音量。
高重度重聽	91 分貝以上	聽得見的聲音很少，或只能聽到較低頻的聲音，即使配戴助聽器，效果也有限。

如果發生重聽時，可以採取下列幾種方式處理：

● 藥物輔助治療

中老年人有重聽現象，通常無法用藥物治療，只能緩解症狀，但如果重聽伴隨耳鳴，西藥會用一些藥物例如鎮靜劑，達到舒緩、減輕耳鳴的症狀。

● 配戴助聽器

當發生重聽時，根據醫生的檢查及診斷，憑聽力檢查表選擇適合自己的助聽器。所有人一開始配戴助聽器都會需要適應期，但是習慣之後，可以減輕重聽的情形。

● 家人關懷

如果家人在日常生活中多觀察，可以藉由表現異常的行為及早發現老年人的聽力問題，經過醫生的檢查，如果症狀不嚴重，家人可以幫助中老年人改善生活習慣，例如避免吵雜的環境、注意營養均衡、放鬆心情以及定期追蹤檢查。

就心理方面，家人應該多關心中老年人的心理需求，建立良好的溝通方式。此外，家人可參加醫院開設的衛教課程，學習如何幫助中老年人減輕重聽造成的挫折感，了解需求，運用動作、手勢幫助與老年人之間的溝通。

● 飲食方面

飲食可多吃含有豐富鋅、鐵、鈣的食物，如菠菜、瘦肉、大豆等，可擴張微血管，活化紅血球，促進耳部血液循環。

中醫方面對於預防老年性重聽，可以多吃黑色入腎的食物，例如黑豆、黑芝麻、海帶、黑木耳等，或是運用一些活血化瘀的中藥，對於中年以後聽力保養也有幫助，但是活血類中藥的使用必須注意與西藥的交互作用。

此外，中年以後應該避免高脂飲食。根據研究發現，有百分之七十的老年性耳聾患者同時伴有動脈硬化的症狀。

● 良好的生活品質

中老年人應該要經常保持良好的心情，因為當神經緊繃時，會造成內耳血管收縮，造成血液循環不良，導致聽力減損。此外，即使年齡漸增，也應該有充足的睡眠，使身體細胞可以進行修復。一般覺得年紀大些的人可以睡得比較少，其實不見得是一個正確的觀念。

同時，老年人應該避免長時間處於噪音的環境中，以保護聽力不受到損傷。如果是工作需要，可以戴上隔音耳罩或是耳塞阻隔噪音，並且定期做聽力檢查以維護職業安全。

聽力退化的徵兆

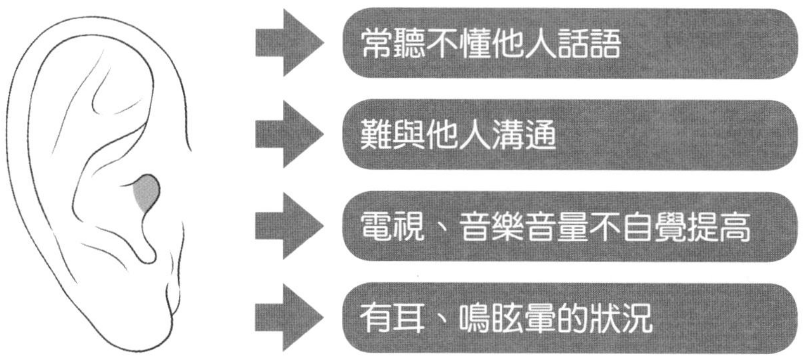
常聽不懂他人話語
難與他人溝通
電視、音樂音量不自覺提高
有耳、鳴眩暈的狀況

預防老年重聽

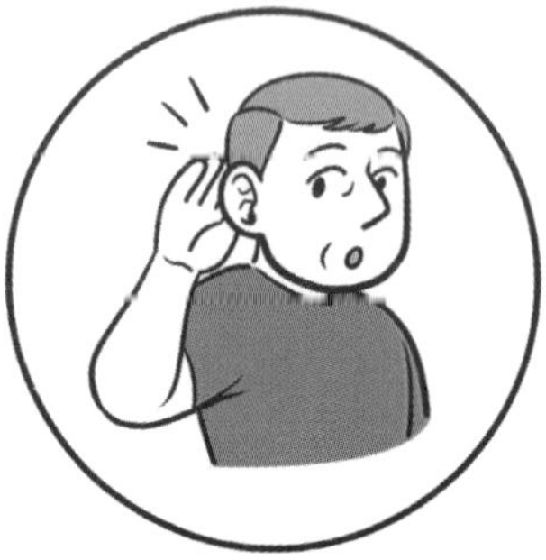

重視聽力保養

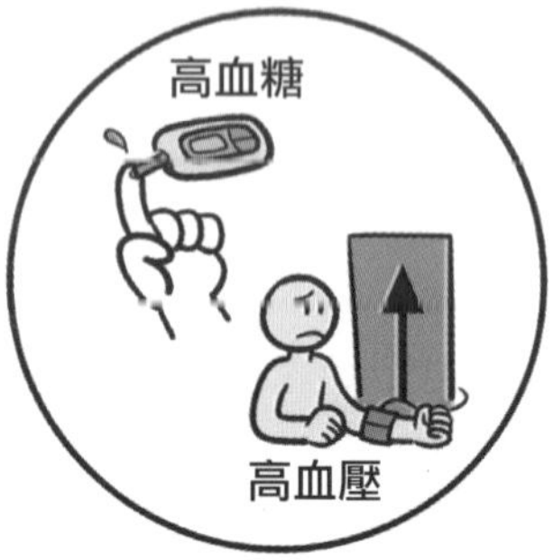

定期監控慢性病

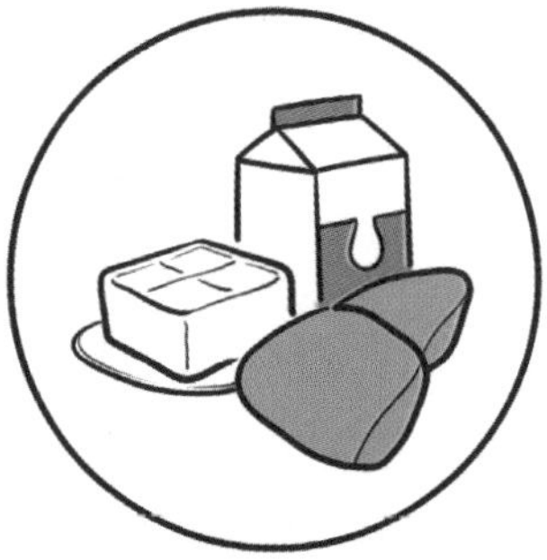

多攝取礦物質

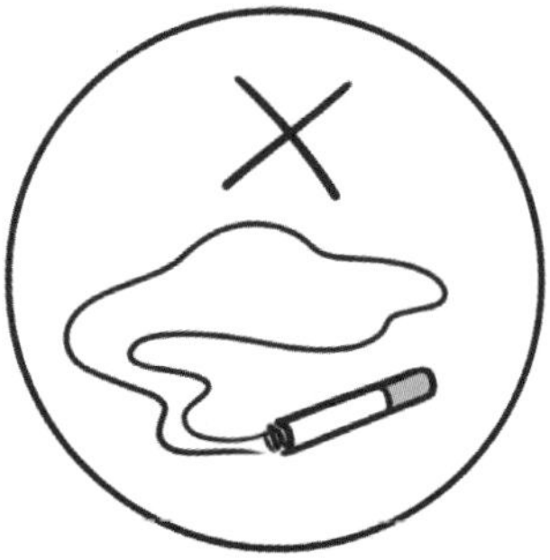

戒菸

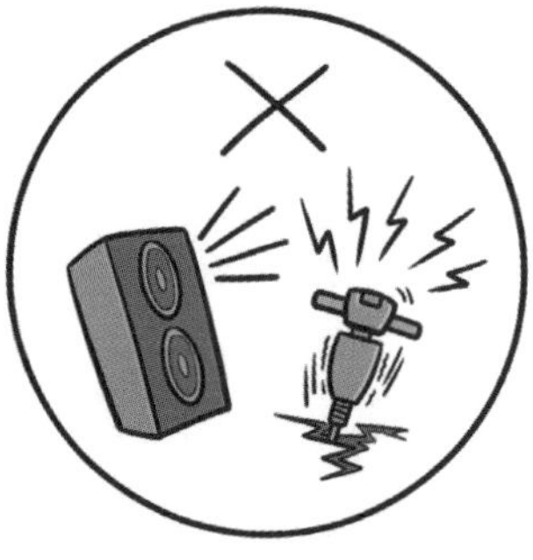

避免出入高噪音場所

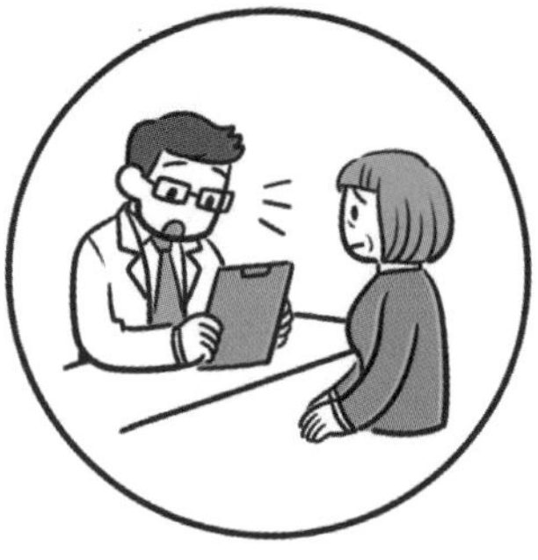

異常就醫檢測

老人眼睛的疾病

隨著年齡的增長，眼睛看近看遠的調節力會漸漸減弱，這即為老花眼的開端。

人體眼球的水晶體會隨著年紀增長而變硬，失去彈性的水晶體會難以聚焦在較近的物體上，導致看不清楚較小的東西，例如報紙上的字。這些視力上的改變屬於正常的老化現象，就是一般所謂的老花眼，通常可以透過戴眼鏡或隱形眼鏡來加以矯正。

此外，某些疾病也可能會導致視力減退，因此，如果發現老年人視力變差，應該要就醫檢查，了解視力減退的原因及治療方式。

中年以後常見眼部的疾病包括以下幾種：

● **白內障**

白內障指的是眼球的水晶體逐漸變得混濁，最後導致視力喪失。受損的水晶體可透過簡單的手術加以摘除，病人也可以藉由植入人工水晶體來恢復視力。

當中老年人發現看東西時影像總是模糊不清；或是眼球上出現一層薄膜，而且在眨眼後不會消失，就應該儘快就醫檢查。值得注意的是，現在白內障不只是老人的專利，許多重度的3C使用者可能在更年輕時出現。

● **黃斑部病變**

黃斑部病變會影響視網膜中央區，也就是眼球內部的感光表面，導至患者的視野中心變得混濁或扭曲，或是視野中出現白點，視野外圍通常不受影響，因此患者還是能四處走動。雖然如此，黃斑部病變如果沒有妥善加以治療，可能會導致全盲，除了抗氧化劑延緩病情惡化之外，還可以選擇雷射治療的方式。

正常視力與老花眼視力比較

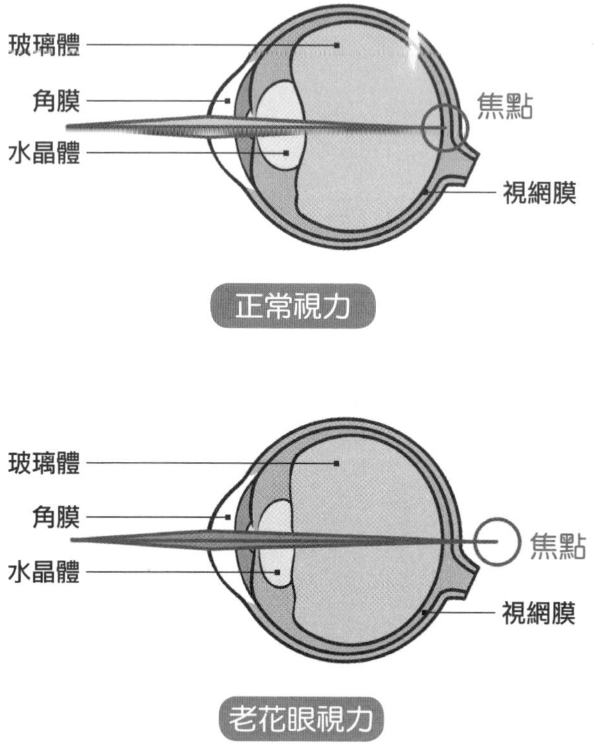

● 青光眼

當眼球分泌的房水阻塞，會導致眼壓升高，可能會造成青光眼。青光眼會傷害視神經，甚至導致失明。青光眼患者的視野中出現盲點，因此在活動時很容易撞到物體，特別對老年人而言很危險。除了使用眼藥水治療之外，也可以利用手術造出排水管幫助水排出，或利用雷射治療。

● 糖尿病

如果糖尿病沒有得到適當控制，就會造成視網膜的損傷，導致視力減退。因此糖尿病患者需要每年進行眼睛檢查。通常只要糖尿病控制得宜，就可以減緩視網膜的病變。此外，高血壓也有可能導致視網膜受損，使視力減退，因此有高血壓的人應該要將血壓控制好，防止症狀惡化。

● 流淚或溢淚

有些老年人視神經出現病變、鼻子部位的炎症、三叉神經瘤以及偏頭痛等，都有可能引起同側流淚的情形；而神經組織本身的病變也可能促使淚液分泌物增加。

另外，當結膜或角膜受到化學性或物理性刺激，也會引起流淚，各種異物或是刺激性氣體、氣溫變化、睫毛倒插等因素，也都會造成不同程度的流淚或溢淚現象，這些反射性流淚都是因為神經受到刺激而引起。

老人眼疾的應對措施

由於視力的減退屬於老化的正常現象，因此五十歲以後面臨視力逐漸退化的困擾必須採取預防的措施。

● 利用矯正工具

最常見的視力矯正工具是眼鏡和隱形眼鏡，不論中老年人發生近視或是遠視的情形，都應該接受矯正。如果患者因為罹患白內障而進行手術摘除水晶體，除了植入人工水晶體之外，也可以配戴隱形眼鏡矯正。

此外，輔助閱讀工具還包括放大鏡、字體放大器，或購買字體較大的書，或加強燈光照明。

● 保障行動的安全

年紀更大的老年人在行動上本來就因為身體的退化而比較緩慢，加上眼睛的退化，在安全方面就必須更加注意。最好在家中所有房間、走道和樓梯裝設良好的照明設備，並且在容易絆倒的地方設置欄杆；房子內的不同區域可以不同的顏色來區分，會阻礙行走的家具應該要清除；老年人外出時，攜帶手杖輔助行走功能，避免跌倒。

防止老花眼小保健

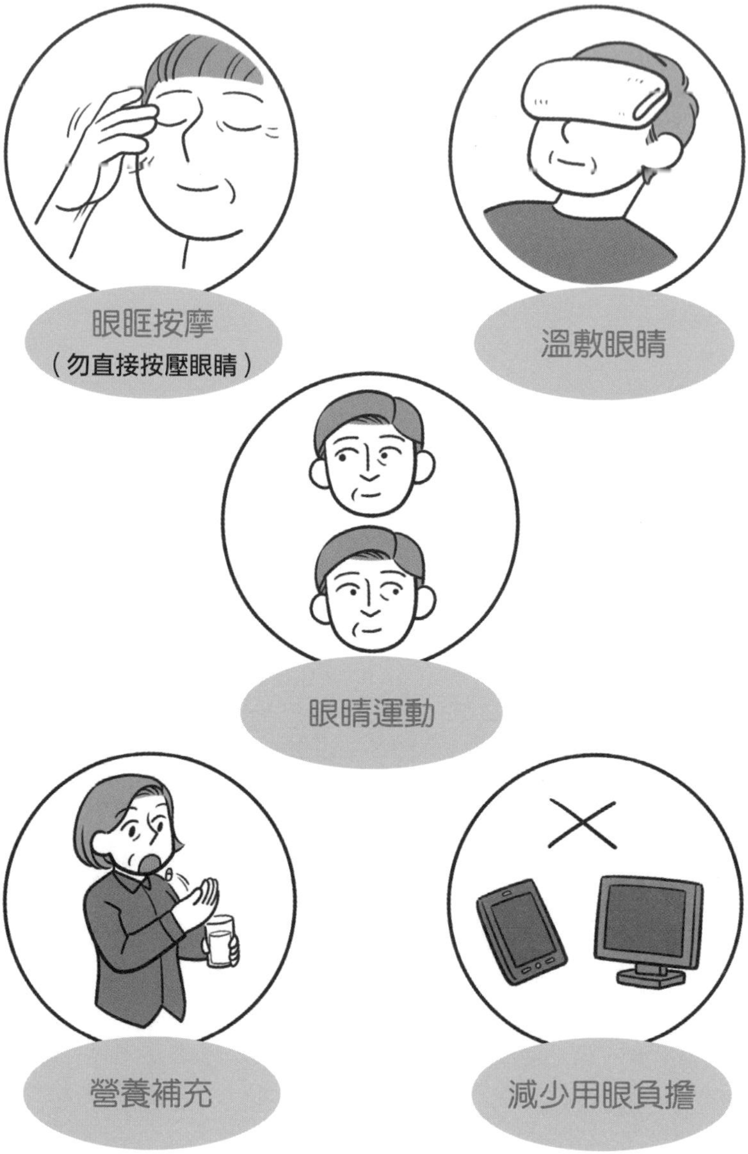

- 老花眼出現的平均年齡為 40 ～ 45 歲，想要改善症狀可從生活著手。

老人眼睛食療

過四十歲，從中年開始邁向老年時，眼睛最先告訴你的警訊就是老花眼，其中視力模糊的原因更是多元，想要有好視力就務必選擇「保視」蔬果。

眼藥水或是人工淚液雖然可以暫時緩解眼睛的疲勞與乾澀，但是如果使用過量，對眼睛也可能會造成傷害。要保護眼睛應該從日常生活做起，尤其是透過攝取天然的食物，補充眼睛所需的營養素。

● 含葉黃素的蔬菜

維生素A、維生素B_2、葉黃素等營養素，可以延緩白內障等眼疾的發生。研究指出，菠菜可以預防眼睛發生病變，是葉黃素最佳的來源之一。葉黃素可以預防因為眼睛退化導致的視網膜黃斑部病變，以及預防白內障。

此外，綠色蔬菜含有維生素B_2和β-胡蘿蔔素，可以預防乾眼症等眼部疾病。南瓜、桃子、辣椒、柑橘、芒果、葡萄等都含有豐富的葉黃素。

● 蛋黃

蛋黃含有玉米黃素及葉黃素，具有抗氧化作用，能減少紫外線對眼睛的傷害，可以延緩眼睛老化。此外，蛋黃還含有蛋白質、脂肪、卵磷脂等多種營養素，對於中老年人來說，是很重要的營養來源，仍然可以適當的攝取。

罹患高血壓、高血脂、高膽固醇及冠心病的人應該適量攝取蛋類，並且多吃蔬果，避免膽固醇過高，同時還能達到保護眼睛的效果。

● 地瓜

老年人的眼睛容易疲勞，感

覺眼睛不舒服、疼痛，甚至張不開眼睛。就中醫而言，眼睛出現問題主要是來自內臟的衰退，尤其是肝臟與腎臟，屬於老化的警訊。因此，增強肝臟和腎臟機能的食物對於眼睛也有很大的幫助，一般可以多攝取黑色入腎的食物或是滋養肝腎的藥食如枸杞、山藥等。地瓜能夠提高消化器官機能，並且含有花青素苷，可以提高視力健康，是老年人保養眼睛很好的食物。

●奇異果

根據醫學研究發現，奇異果含有豐富的葉黃素，可以維護眼睛健康，防止眼睛疲勞，而且含有大量的維生素C，是天然的抗氧化劑，延緩老化的發生，另外奇異果的鈣質含量堪稱水果中最高，有助於中年後的骨質。

●玉米

玉米中所含的葉黃素和玉米黃素，可以幫助眼睛過濾強光，達到保護眼睛的效果，保護黃斑部的感光區域，預防並減緩老年性黃斑變性和白內障的發生。

常用中醫養生藥膳調理藥材

建議諮詢中醫師確認體質再使用

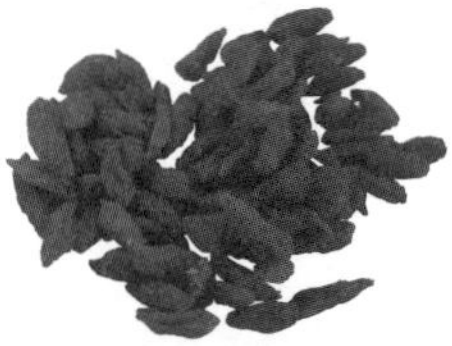

枸杞

養肝腎明目，常被使用中藥材，但須注意農藥、重金屬的檢驗

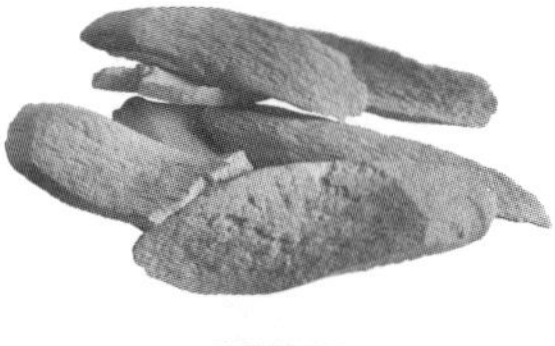

山藥

補肺脾腎，注意選擇無硫磺燻蒸的山藥安全藥材

護眼好食材

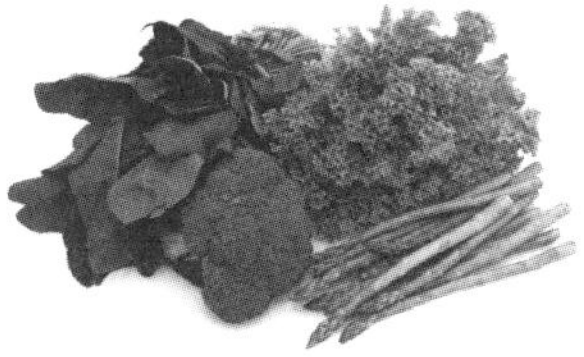

綠色蔬果

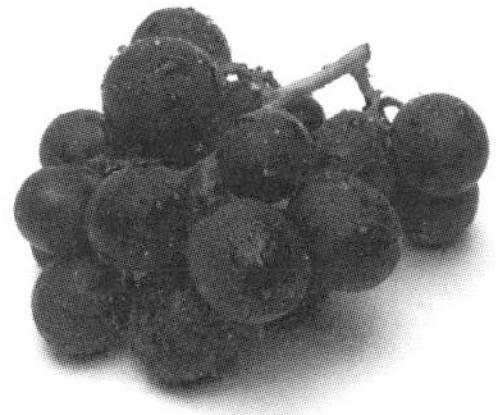

葡萄

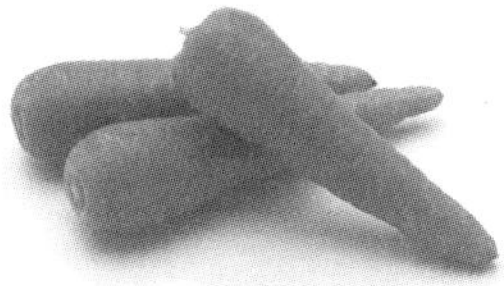

紅蘿蔔

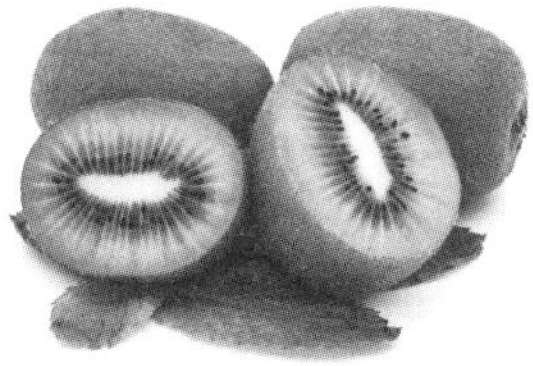

奇異果

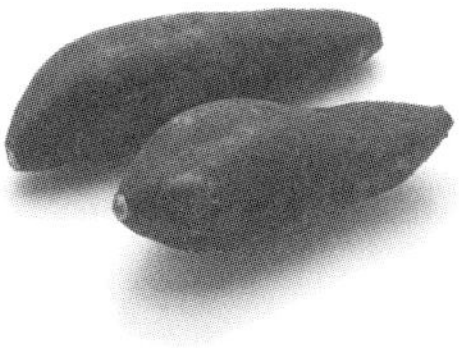

地瓜

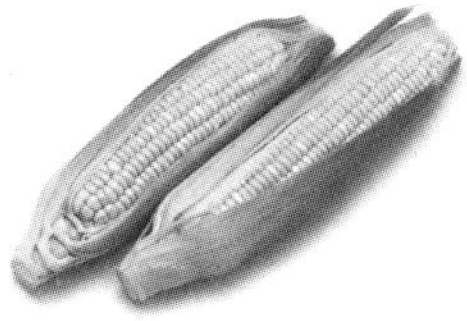

玉米

- 現代人生活、工作幾乎都離不開 3C 產品，長期下來對眼睛有莫大傷害，為了自己的健康著想，就從日常飲食開始吧！

造成白髮的因素

人過五十歲，白髮漸生，這是人體自然老化的現象，同時也預告著自己應該注重自己的健康。白髮的形成原因多元，除年齡外，壓力、疾病、飲食等更是白髮的元兇。

決定頭髮顏色的黑色素從根部的毛囊產生，髮色會隨著年齡及生理狀態的改變而變化，除非遺傳，一般大部分的人從三十歲開始會陸續出現白髮，其中的原因有：

●毛囊老化

隨著人體不斷新陳代謝，身體也會漸漸出現衰老的現象，毛囊也會開始老化，毛囊中特有的色素細胞停止產生黑色素，頭髮如果缺少黑色素就會開始變白，造成白頭髮。

●壓力

醫學研究認為壓力會造成毛乳頭、毛球的色素細胞分泌黑色素的功能發生障礙，影響黑色素體的形成和運送，因而出現白髮。

●營養不均衡

頭髮色素體的顏色和它內含的金屬有關，如黑髮中的黑色素中含有銅、鈷、鐵等元素，若缺少這些無機鹽，就會出現白髮；此外，身體若缺少蛋白質、植物油、維生素B_1、維生素B_2、維生素B_6等也會長白髮。蛋類、番茄、蔬菜等，含有豐富的維生素B群，對於頭髮色素的生長有幫助，可預防及改善白髮的現象。

●慢性疾病

腦垂體機能低下、甲狀腺機能亢進、傷寒、惡性貧血等消耗性病症、植物神經功能障礙、腸胃疾病、結核病、貧血及動脈粥樣硬化等，也會誘發白髮的產生。因為這些疾病破壞或干擾毛囊及毛囊色素細胞的生長發育，使它失去分泌黑色素的能力，阻礙黑色素體形成。

●遺傳因素

有些人因遺傳的關係而少年白髮，在父母或家族血統中有類似的情況發生，這類的白髮基本上不需要進行治療。

雖然隨著老化，有些人會出現白髮，但是還是有方法可以延緩或是預防。例如：吸菸會導致身體過早老化，直接影響小血管循環，因此對吸菸者來說，戒菸是預防白髮的第一步。

此外，壓力是造成白髮提早出現的的主要原因之一，同時也讓身體衰老的速度加快，因此，多吸取正面能量和解除壓力的來源，或是練習使心情放鬆的方式，就顯得很重要。良好的睡眠習慣及充足的睡眠有助於放鬆心情和減輕壓力。

血液循環對於毛囊的健康很重要，每天利用五至十分鐘按摩頭皮，可以促進血液循環並維持毛囊的健康。在以往的針灸經驗中也常發現，針灸頭皮針部位的毛髮會變黑。

在飲食方面，減少咖啡因、酒精的攝取，避免造成身體脫水；攝取含有銅、碘、蛋白質及維生素B_{12}的食物。山藥、菠菜、石榴、杏仁及南瓜子中含有豐富的銅；紫菜、海帶、黑芝麻、大蒜等則含有豐富的碘；牛肉、豬肉、雞肉、魚、蛤類、蛋、牛奶、乳酪、乳製品則含有維生素B_{12}。

蘇東坡的詞中曾提到：「多情應笑我，早生華髮。人間如夢，一尊還酹江月。」有些多愁善感的人特別看不得自己頭上早生的白髮，應特別注意的是，經常拔除白頭髮會讓毛囊變得不健康，發現白髮時切勿直接將白髮拔掉，以免造成毛囊永久受損，使新髮不容易長出，還會使周圍健康的毛囊也受到損傷。

老人常見的口腔疾病

口腔衛生與我們每日的生活息息相關，更不容忽視。而老年人隨著生理機能老化，口腔常會有口臭、牙痛等症狀。

五十歲以後的生理機能逐漸老化，口腔老化現象是因唾液腺功能衰退，分泌量減少，味蕾數目減少，口腔黏膜萎縮、乾燥，牙髓萎縮、纖維化，牙齒咀嚼的功能變差，吞嚥協調性下降等。中老年人常見的口腔問題有：

● 口臭

造成口臭的原因經常是因為齲齒未經治療，食物殘渣填充其中，或是口腔中食物殘渣沒有清潔乾淨。此外，牙周病、牙齦增生或發炎、牙周膿瘍；或是細菌堆積於牙齒產生的牙垢、牙結石等沉積物；還有假牙清潔不徹底、唾液減少、口腔乾燥及口腔黏膜病變也是口臭原因。其他臨床上常見的口臭原因還有鼻涕倒流以及急慢性胃炎，也都可能會引起口臭的。

● 牙痛

牙痛經常造成中老年人咀嚼咬食上的障礙，而齲齒是一般最常見的原因。防止蛀牙的方法，在平常就要養成正確的刷牙習慣，注重口腔健康。牙周炎及牙周病是中老年人最常見的口腔疾病，這些都是漸進式的慢性感染，同時也是造成牙痛的原因。

● 口腔發炎

因年齡增加導致新陳代謝改變，免疫力紊亂及抵抗力失衡，口腔黏膜也因此變薄、萎縮、角化或乾燥，所以容易引起口腔發炎。中老年人應該要留意平時服用的藥物，是否會影響身體免疫系統及減少唾液分泌的種類，以降低造成口腔炎的機會。

● 口腔癌

研究證實，抽菸會誘發口腔癌，嚼食檳榔也是造成口腔癌的因素之一，因此戒菸與檳榔都可降低罹患口腔癌的風險。此外，蛀牙所使用的補填物品質不良、慢性磨牙或慢性口腔黏膜發炎等，也都是造成口腔癌的原因。台灣國民健康局大力推動的四項癌症篩檢，口腔癌是其中之一，早期發現口腔黏膜病變如白斑、紅斑或扁平苔蘚等並定期追蹤是防治口腔癌的不二法門，千萬別忽視口腔問題。

預防口腔疾病的原則

● 善用工具

對於行動力減緩的老年人來說，要確實做好牙齒保健，有些動作有點困難，因此可運用特殊手柄的牙刷，或是使用電動牙刷；此外，每三至六個月塗氟可降低蛀牙比率，定期清潔牙結石可以有效地減少牙周病。

使用柔軟牙刷，注意不要累積食物殘渣。上床睡覺之前與用完餐後應該都要刷牙，牙齒和牙齦保養得好，掉牙和需要裝假牙的機率就越低。因此，更須經常且規律地清洗牙齒和口腔。

● 定期檢查

除了自己保養之外，每年至少檢查一次牙齒，如果有任何牙齦問題、蛀牙或其他口腔疾病，才能及早發現與治療。同時，也能趁著檢查時清除牙結石。

如果發現口腔內出現異常現象，例如紅點、白點，或是持續一週以上的出血性潰瘍，要儘速就醫。

● 避免甜食

甜食會造成蛀牙，並引發掉牙或是需要補牙。因此，中老年人應避免攝取太多甜食，如糖果、巧克力、太妃糖等；另外，無糖口香糖則有助於維護牙齒和牙齦的清潔。

預防口臭的方法與食療

「壞口氣」總是會讓人又煩又尷尬，多數人認為只要勤刷牙就能擺脫窘境，其實這只是治標不治本，從根本下手、釐清問題所在，才能戰勝壞口氣。

口臭的原因大都由口腔不潔或口腔疾病所引起。如食物殘渣嵌入齲洞或在牙縫間隙內長時間堆積，經細菌發酵作用，產生令人難聞的腐爛臭味；而沒有經過妥善治療的齲齒、殘根，除了容易堆積細菌外，還會引起周圍組織病變，如牙周炎、牙齦炎、齒槽膿漏，其滲出液均有臭氣。

這類因口腔問題而引起的口臭，應先解決口腔的問題，才能使口臭消失。而如果患有鼻炎、咽喉炎、扁桃體炎、肺膿瘍及癌瘤的人，壞死組織或化膿後再受細菌分解，也會產生惡性化膿性口臭。這類口臭者，必須針對產生原因去處理，才能消除口臭。

除此之外，口臭的原因可能是外來因素所造成，如大蒜、生蔥、韭菜等食物，以及長期吸菸、飲酒，都會產生口臭的問題。

預防及消除口臭的方式：

① 應針對產生口臭的不同原因或病灶，進行針對性治療，只有消除病灶才有可能消除口臭。

② 加強口腔衛生，養成勤刷牙的習慣，飯後要及時利用牙線、牙刷清潔口腔，尤其是牙間隙的食物殘渣和污物。

③ 口腔內出現長期無法癒合的潰瘍，而且同時伴有臭味者，應該儘早到醫院就醫，排除癌症的可能。

④ 如果無法找到口臭確切原因，可以暫時用芳香型除臭、潔齒、爽口含漱劑消除

臭味；經常進行漱口也是一個不錯的辦法。

預防口臭的食療

● 薄荷粥

材料：薄荷葉25克，粳米適量。

作法：將薄荷葉加適量水熬汁，去渣待用；將粳米煮至成粥，加入薄荷葉汁，煮沸即可。

功效：薄荷能清潔口腔，去除口臭。

● 藿香粥

材料：藿香20克，粳米適量，蜂蜜適量。

作法：將藿香洗淨，放入鍋內加水煎5分鐘，棄渣取汁待用；將粳米熬煮，待粥熟時，加入藿香汁，再煮沸即可。

功效：保持口腔的清新，而且藿香在中醫是一味芳香化濕的藥物，有幫助消化的功能。

● 荔枝粥

材料：荔枝5枚，糯米50克。

作法：將荔枝和糯米一同放入鍋中加水煮為稀粥即可。

功效：生津養血，有效去除口臭。

● 甘草蘋果飲

材料：甘草30片，蘋果1個，香菜20棵，蜂蜜適量。

作法：將蘋果切塊，和甘草、香菜一起下鍋，兩碗半水煎成一碗左右。棄渣取汁，稍涼後加入適量蜂蜜即可。

功效：能夠有效地去除口臭。

● **黃瓜粥**

材料：黃瓜50克，大米100克。

作法：黃瓜去皮切片，與大米同煮粥即可。

功效：對於肝火盛或內濕引起的口臭有功效。

改善口臭這樣做

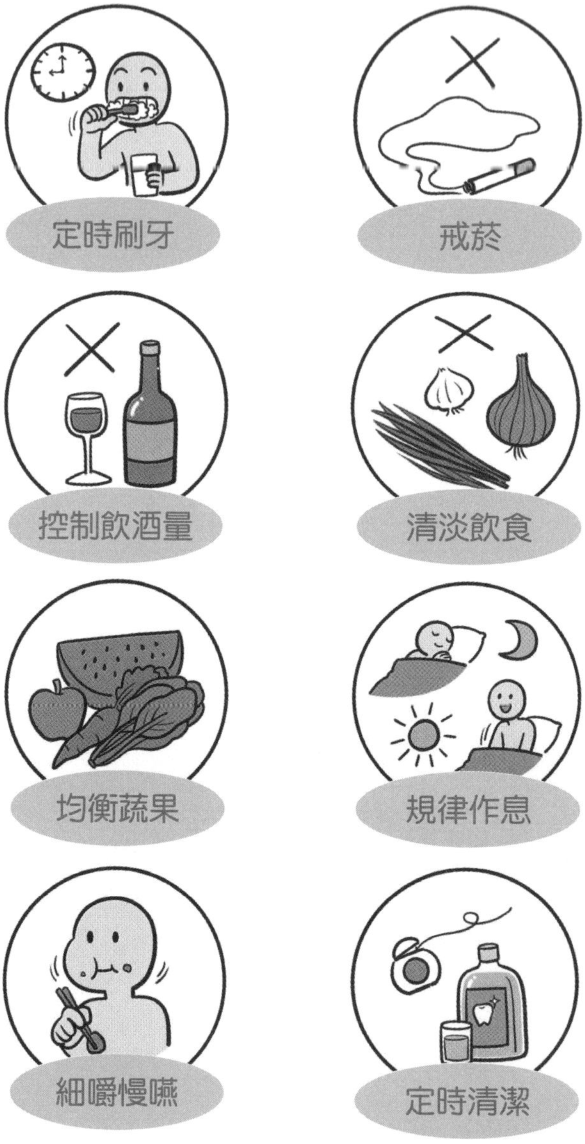
定時刷牙
戒菸
控制飲酒量
清淡飲食
均衡蔬果
規律作息
細嚼慢嚥
定時清潔

- 口臭很擾人，一味刷牙無法徹底根除毛病，這時就從生活做起吧！

口臭的常見原因

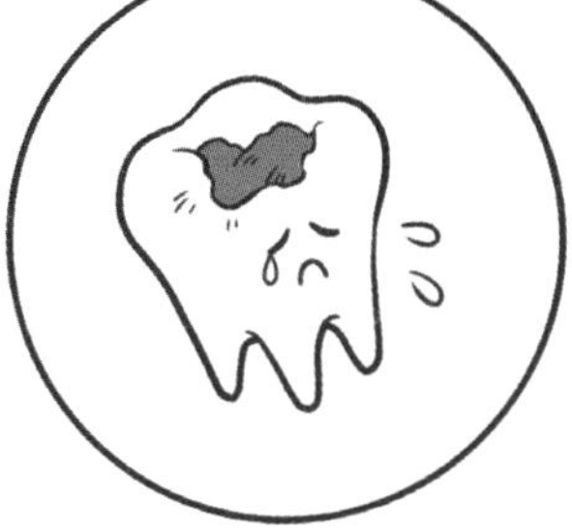

蛀牙、牙周病

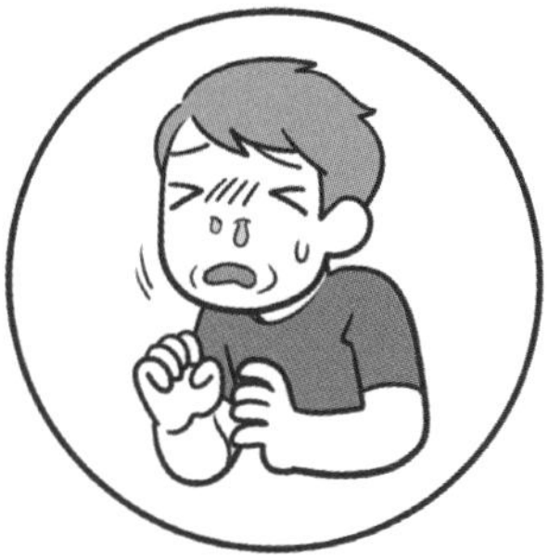

鼻竇炎

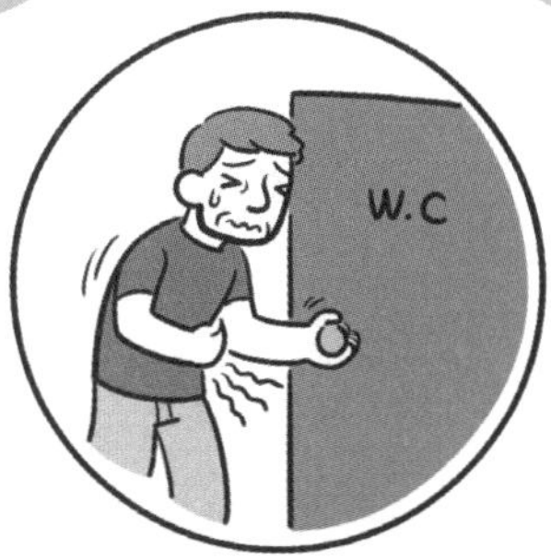

腸胃消化不佳

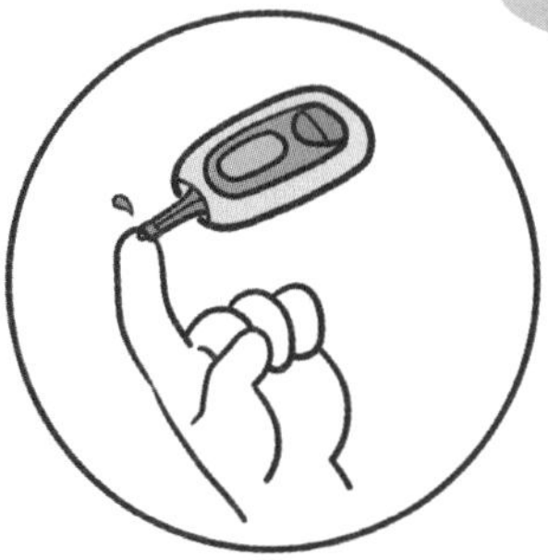

糖尿病

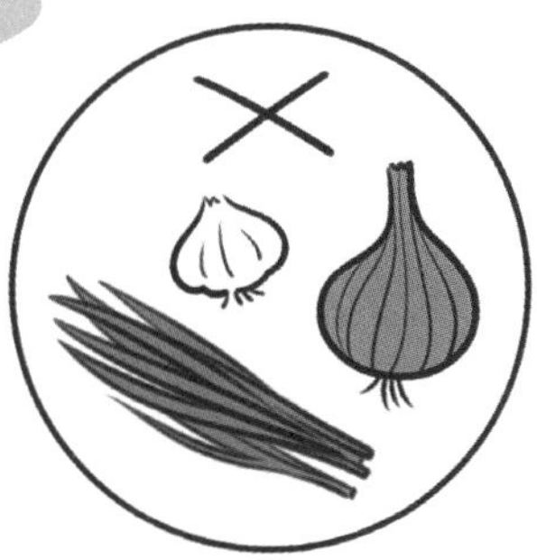

不良飲食

- 口臭不是一種病症，而是一種症狀，是疾病或不當飲食所表達的警訊。

老人骨，小心顧

骨質疏鬆

隨著高齡化社會的來臨，骨質疏鬆症日漸普遍，威脅國人健康。此症好發於中老年人，易導致各部位骨折。

骨質疏鬆症是一種骨骼疾病，骨頭密度減少而使得骨骼脆弱，導致骨折發生的機率增加。骨質疏鬆症狀的發生通常可能在有骨折的時候才發現，平常不會感到任何的疼痛，但是由於骨質會隨著年紀增長而逐漸流失，所以中年之後得到骨質疏鬆症的可能性當然也比較高。

同時，骨折會引發其他併發症及後遺症，導致行動及運動能力的衰退，可能縮短平均餘命。

造成骨質疏鬆的因素可能是因為高齡、女性、白種人或亞洲人、家族中有骨鬆病史、過度減重、體形纖瘦、長期缺乏性荷爾蒙、缺乏維生素D、負重運動不足或是使用類固醇等因素。

骨質疏鬆症最容易發生骨折的部位是髖部、手腕及脊椎，發生在脊椎部位的骨折通常為壓迫性骨折，會造成腰痠背痛、行動不便及關節變形，包括脊柱短縮、身高變矮，而且使背部彎曲，造成駝背。

老年女性、患有胸椎後凸及頸椎前凸的老年男性或是曾經發生骨折的老年人，需要更加留意骨質疏鬆症。

許多人以為只有中老年人才需要補充鈣質，其實防治骨質疏鬆要從年輕時就開始做起。體內的骨鈣存量愈大，老年骨質疏鬆的比例就愈低，從日常飲食、食療，搭配運動方式保養，預防骨質疏鬆可藉由以下進行：

● **規律運動**

平日維持良好規律的生活

習慣，並且適度地運動，例如散步、慢跑、爬樓梯、騎腳踏車，維持適當的體重。

陽光可以激活維生素D，只要每次照射陽光10～15分鐘，每週3～4次，就能獲取人體所需要的維生素D。因此，中老年人應養成戶外運動的習慣，適度地曬太陽，幫助體內的維生素D將血鈣轉運至骨骼中。老年人從事運動時，要特別注意保護措施，避免從事激烈、負重力太大的運動，造成運動傷害。

● 補充鈣質

鈣質含量豐富、最好吸收的就是牛奶，其他例如黃豆、豆漿、豆乾等豆製品及其他豆類；小魚乾、蝦皮、蝦米、文蛤、牡蠣、鮭魚等海產類；海帶、昆布、海帶芽、海菜、海藻、乾紫菜等海藻類；黃綠色蔬菜、奇異果、秋葵、木耳、枸杞、杏仁、黑白芝麻、酵母粉等都含有豐富的鈣質。

此外，高纖食物通常富含草酸，容易與食物中的鈣質結合成為草酸鈣，導致人體無法吸收鈣質。因此常食用高纖食物的人可多補充小魚乾、海帶、豆製品、乳製品、芝麻、芥藍菜等補充鈣質，必要時也可以補充鈣片。

還有，許多人以為喝大骨湯可以補充鈣質，但是湯類所含的鈣質不是特別多，烹調時可以適當加醋以增加鈣吸收，另外大骨湯容易引起高尿酸等問題，有痛風的人應該要避免。

除了多攝取含鈣食物，還應減少會加速骨質流失的高鹽、高蛋白與高磷食物，例如肉類還有內臟、蛋黃、豆類、含糖飲料等，至少應該間隔食用的時間。

● 避免鹽分、糖分過多以及加工食品

當體內的鈉磷比為1：1時，最利於鈣質吸收。如果攝取過鹹、高鈉的食物以及加工食品，將導致體內鈉離子過多，加速鈣質流失；相對地，當體內磷

離子過多時，也會阻止鈣質吸收。

此外，過多的甜食也容易導致體內鈉磷不平衡，尤其是精製醣類，因此，中老年人應該儘量多吃天然食物，避免加工食物。

● 避免咖啡因

咖啡因會加速人體中的鈣質流失，如咖啡、巧克力、可樂、茶等，老年人不宜攝取過量，間隔一段時間後再攝取鈣質；另一方面，咖啡因不會阻止人體吸收鈣質，但利尿效果會造成鈣流失，因此喝咖啡時可以添加大量的牛奶。此外，要注意的是，奶精不是乳製品，而是玉米粉加椰子油製成的，喝咖啡或茶時，加奶球或奶精並無法補充鈣質。

● 定期檢查

老年人至少每2年接受一次骨密度檢查測試，檢查骨質密度，藉由雙光子吸收密度儀的檢查，早期偵測得知骨質疏鬆，以期提早因應、延緩骨質流失。

● 重視居家安全

老年人或者是已經患有骨質疏鬆症的患者，需要重視居家安全，改善危險環境，避免跌倒等意外的發生。

家中可能引發跌倒的障礙物應該要清除，例如走廊不堆放雜物，還有改善照明等，避免因為視覺不佳、看不清楚而跌倒。

在較容易發生危險的地方設置安全措施，例如在浴室內架設扶手及防滑設備，並且保持乾燥，浴室地板加裝防滑墊；樓梯儘量平緩並且裝設扶手欄杆。

年紀大以後走路時應該放慢速度，保持穩定的步伐，必要時可以使用支撐身體的輔具，以保持身體平衡，別不好意思使用拐杖，並且選擇防滑的鞋子。

如果有服用鎮靜安眠藥物的習慣，半夜如廁時要特別小心，起身前先靜坐在床沿片刻，確定沒有暈眩的現象之後再起身行動。

骨質疏鬆與正常骨質比較

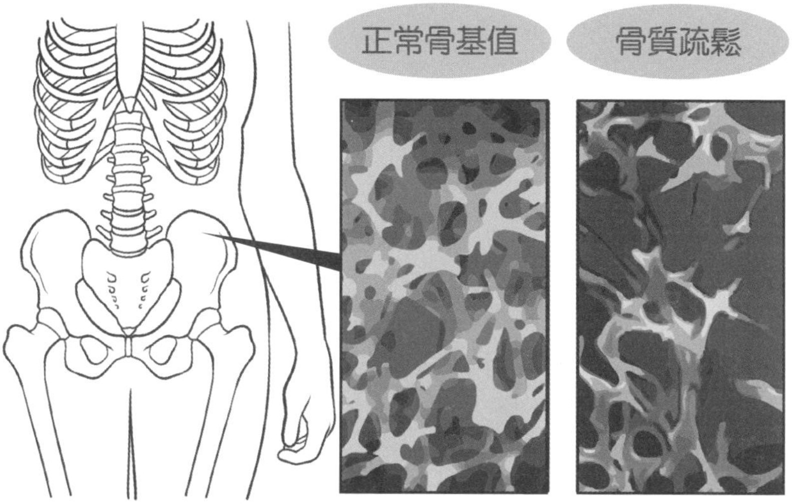

骨質流失階段圖

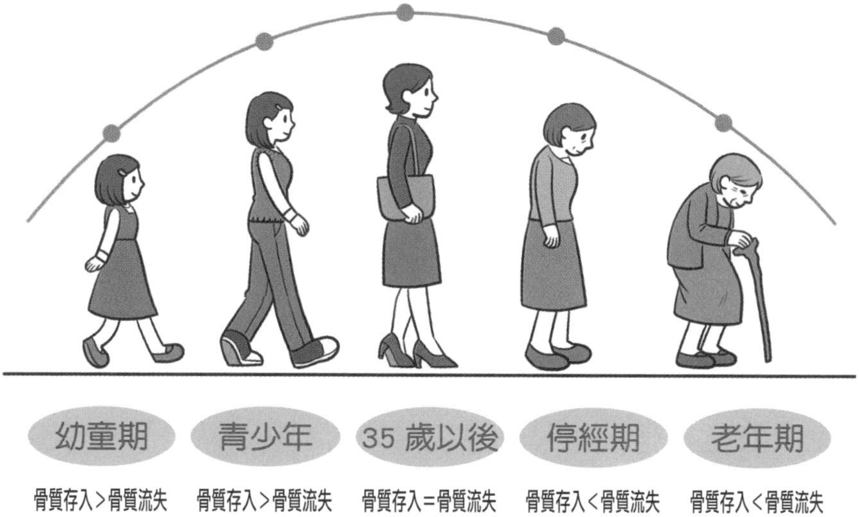

骨鬆食療

想要預防骨質疏鬆，就要學會利用正確飲食來存骨本，其中鈣、蛋白質和維生素D更是改善骨骼和肌肉健康的基本條件。

不論是預防或者是改善骨質疏鬆症，老年人一定要對自己的飲食有充分的保健意識，充足攝取鈣質及維生素。除了養成良好的生活習慣、曬太陽、從飲食中攝取鈣質之外，有一些藥膳也可以針對骨質疏鬆進行保健。

● 生地黃耆二仙膠燉雞

材料：

生地120克（虛寒的人可直接用熟地）、黃耆40克、二仙膠20克，紅糖60克、烏雞一隻。

作法：

所有材料一起燉熟即可，二仙膠屬於烊化（以熱熔液融化膠類中藥）的藥材，可以最後才放入並攪拌融化避免沾鍋底。

功效：

滋陰補血，填骨益髓。二仙膠採用龜板與鹿角5：5熬成最佳，具有豐富膠質，用四珍膠（含人參）有時反而容易上火。

● 羊脊骨羹

材料：

羊脊骨500克、羊腎1只，羊肉、粟米各60克，蔥薑適量。

作法：

為將羊脊骨煲湯取汁，羊腎、肉炒熟，加入蔥薑、骨汁、粟米煮成羹，空腹食用。

功效：

補腎壯骨。

● 紫菜牡蠣湯

材料：

當歸1錢、黃耆3錢、枸杞3錢、何首烏1錢、紅棗3粒，生牡蠣4兩、紫菜5錢、雞胸骨1副、蔥花及鹽少許。

作法：

將雞胸骨洗淨，與藥材置鍋內，加水6杯，燒開後改以小火熬約30分鐘，過濾取藥汁備用；牡蠣泡水洗淨，紫菜切碎；藥汁煮沸後加紫菜煮約5分鐘後放入牡蠣，煮滾再加入鹽及蔥花。

功效：

滋肝補腎，烏黑頭髮，防止骨質流失。

● 藥膳蒸蛋

材料：

黨參3錢、枸杞5錢、何首烏2錢、胡桃2錢、黑芝麻2錢、黑豆2錢，蛋白4個、雞湯1杯、鹽。

作法：

將藥材置鍋內加水3碗，燒開後以小火熬約30分，煮至剩1杯去渣取汁備用；蛋白加鹽後打散，慢慢加入雞湯、髮菜調勻，放入蒸鍋約10分鐘即可。

功效：

滋補肝腎，預防骨質流失。

● 炒杜仲腰花

材料：

杜仲2錢、枸杞5錢、當歸1錢、黃耆3錢，豬腰子2個、麻油2大匙、米酒1大匙，薑少許、糖、鹽、烏醋適量。

作法：

將藥材以水燒開，小火熬30分鐘，去渣取汁備用；豬腰子剖半，去內之白筋膜，切腰花，泡水去其臭味，換水至無臭味後以熱水川燙備用；熱鍋入麻油，放入薑爆香後，加入藥汁及調味料煮滾，再放入腰花快炒即可。

功效：

養血益氣，補肝腎，強健筋骨，適合腰膝常痠痛者。

常用中醫養生藥膳調理藥材

建議諮詢中醫師確認體質再使用

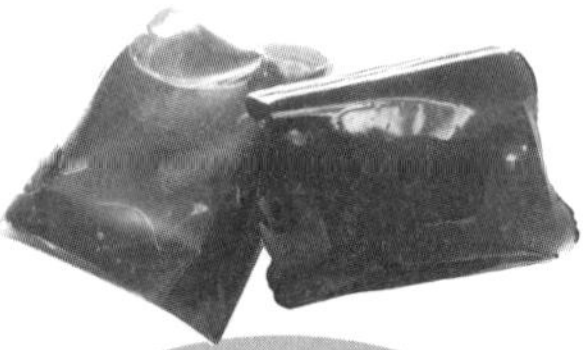

二仙膠

補膠質，
填骨益髓（可透光）

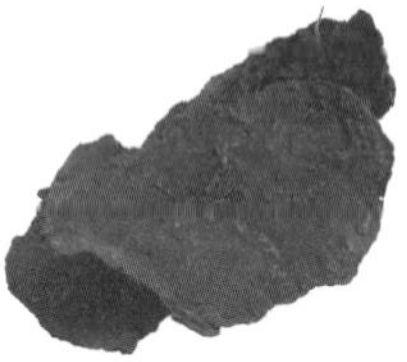

何首烏

補養肝腎，
不適合當歸的人可以將
何首烏加倍使用

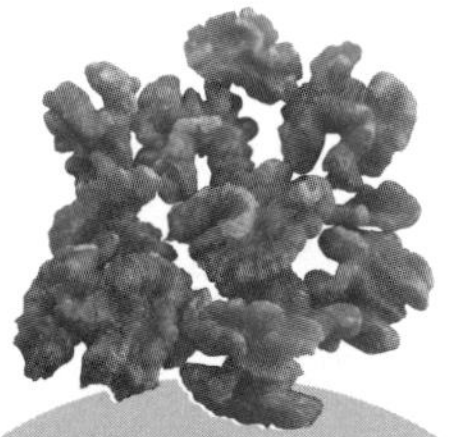

胡桃

補腎益智，富含營養

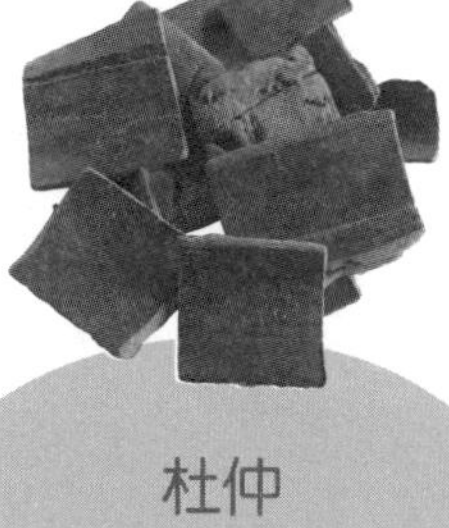

杜仲

補腎強腰膝

四珍膠

二仙膠加人參、枸杞
（不透光）

- 所有藥材建議使用檢驗合格的安全藥材為佳。

中老年腰腿痛的治療方法

老化後的痠痛問題

隨著年紀愈來愈大，幾乎無人能倖免於肌肉、骨頭、關節老化。據統計，臺灣老人有近九成受關節疾病所苦。

隨著年齡的增長，每個人都會產生一些筋骨痠痛的問題，這狀況在銀髮族群尤其顯著，但是痠痛並不是所有中老年生活一定會出現的症狀，透過適當的治療及預防，可以幫助中老年人遠離痠痛，提高生活品質。

老化後常見的筋骨痠痛，經常是由不同的原因造成，找到病因才能對症治療。

只要持之以恆接受正確的復健治療，筋骨痠痛就不會成為老年人的夢魘。

人體的脊椎骨由上而下分別由七節頸椎、十二節胸椎、五節腰椎及薦、尾椎所構成，脊椎骨間的椎間盤具有避震的功效，及許多互相輔助相連的肌肉、肌腱及神經，使我們可以進行各個角度的活動。造成老年人腰痠背痛常見的原因有可能是因為脊椎骨的正常老化、骨質疏鬆、椎間盤變薄、韌帶關節退化、肌肉老化力量減少，姿勢不正確，行動會受到限制變得僵硬、疼痛；其次，日常生活中不當的姿勢，例如坐或站太久、長期彎腰搬重物、床鋪太軟等，也都會造成脊椎的病變。還有，骨骼肌肉疾病問題，例如肌肉拉傷、扭傷、脊椎側彎、椎間盤突出、骨刺、癌症，或是因為環境溫差變化，造成血液循環變差，肌肉會主動用力來保暖，使老年人原本退化的關節更僵硬，使肌肉、神經的疼痛更加明顯。

找出正確的病因，治療才會事半功倍，否則反而可能得到反效果，例如頸部肌肉緊繃的人如果去做牽拉的治療，反而會讓僵硬的肌肉受傷。

中老年人常見的幾種痠痛症狀如下：

● 五十肩

又稱為冰凍肩，雖然不一定是五十歲才會有的症狀，但是中老年人出現五十肩的情況非常普遍。通常一開始發現肩膀出現疼痛以及活動不靈活的狀況，無法完全舉高，隨著時間越久，肩膀越來越無力而且舉不高，甚至沒有辦法梳頭髮或是從背後拉拉鍊，晚上睡覺時躺在疼痛的這一側甚至會痛醒，造成失眠的現象。

● 腰椎的退化

由於腰椎退化造成腰椎神經的壓迫，會出現下背痛、久站或行走之後不舒服，加上大腿和小腿有針刺的疼痛感。通常這種狀況可以透過復健或針灸治療搭配腰椎牽引，達到緩解症狀的效果。中老年人可以進行適量的腹部及背部肌肉的強化運動，改善不正確的坐姿或站姿，如此一來背痛的問題可以減少復發。

● 退化性關節炎

退化性關節炎常見於體重過重或是長年從事勞動工作的人，由於經年的使用和負重，造成膝關節和髖關節出現磨損的現象，關節出現僵硬疼痛、膝蓋後方常有緊繃的感覺、無法久站或是行走過遠，尤其是上下樓梯時症狀更加嚴重。退化性關節炎也可經由復健或針灸治療得到改善，或加上適當的藥物及藥膳處理，提升中老年人的生活品質，不需要長期為疼痛所困擾。

針對老年人的腰痠背痛，除了充分的休息，維持正確的姿勢之外，透過正確的治療，加上牽引、按摩等方式緩解症狀，如果出現嚴重的神經症狀，例如坐骨神經痛、反射異常等現象，則可能需要進一步檢查並考慮以外科手術的方式進行治療。

腰

預防痠痛的原則

預防痠痛基本上須掌握兩大關鍵，分別為「維持良好姿勢」、「適當運動」。

日常生活預防痠痛，應該注意當氣候變化較大或是進出冷氣房時，多加衣褲保暖；攝取足夠的鈣質及維生素B群來促進骨質對鈣的吸收；維持正確的活動姿勢，避免長時間站或坐；每週固定運動三次，每次三十分鐘，以游泳、步行等較緩和的運動項目為主；維持適當的體重，減少腰椎負擔；此外，避免自行購買服用來路不明的止痛藥，居家時可以洗熱水澡或熱敷來緩解疼痛，熱敷溫度不用過高，熱敷時間長度二十分鐘以內為宜。

治療方面，可參考以下：

●自我治療

若痠痛的情形並不是非常的嚴重，或只是偶爾出現，那麼只需在日常生活中注意充分休息，並以熱敷、按摩、針灸等物理療法來緩解保養，就能達到恢復健康的效果。此外，還可增加一些體操或運動，加強鍛鍊的效果。

●藥物治療

如果痠痛已經疼痛難忍，可以就醫諮詢專業醫生，在醫生的指導下選擇最合適的藥物治療，達到緩解疼痛的效果。要特別注意的是，藥物治療一定要在醫生的指示之下進行，不要隨意購買成藥或偏方，以免造成身體其他如肝腎的傷害。

●手術治療

如果老年人腰痠背痛已疼痛難忍，檢查的情況已經出現神經壓迫的症狀，此時可能就需要進行手術治療。常見的手術選擇多元，例如切除部分側椎板，或者摘除椎間盤的髓核組織等，可藉由這些手術解除腰痠背痛。

除了以上正當的治療方式之外，老年人腰痠背痛的方法，還可以透過科學的體育鍛鍊，加上飲食方面的調理，使身體達到延緩老化的目的。

●首烏龍骨湯

材料： 何首烏3錢、黃精3錢、羊大骨600公克（改用豬大骨也可以）。

作法： 將何首烏、黃精洗乾淨，用水浸泡15～30分鐘之後備用；把中藥材和羊大骨一起放入陶鍋中，水量以漫過中藥材和骨頭即可，大火煮至沸騰後，轉小火熬煮約1．5小時。

功效： 一人份的簡單藥膳，促進骨骼健康，保骨養身。

●木瓜鳳梨粥

材料： 木瓜、鳳梨各50克，粳米100克。

作法： 將粳米、木瓜、鳳梨同放入鍋中，加適量清水，共煮成粥。

功效： 木瓜和鳳梨含有豐富的蛋白酵素，具有抗炎和舒緩韌帶壓力的功效，可以緩解肌肉抽筋和瘀腫的疼痛；此外，還有修補細胞的功效。

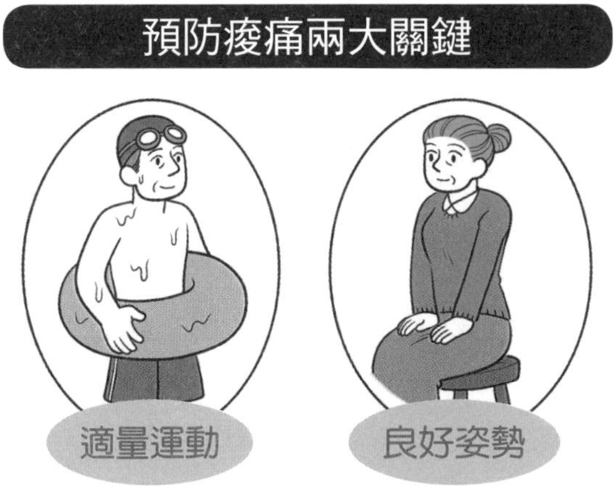

睡不好、嗜睡，怎麼辦？

睡眠是人體一種本能反應，無論是睡不好還是嗜睡，都會為生活造成困擾，休息不夠更會影響全身的健康。

常聽人說初老的現象之一就是坐著打瞌睡，躺著睡覺反而睡不著。

實在老化的過程中，睡眠型態的改變會隨著年齡增長而越來越明顯，例如睡眠中斷的情形增加，常覺得想睡卻又睡不著，深度睡眠的時間減少，或是容易從睡夢中被吵醒等。

有些人雖然拚命睡讓睡眠的時間增加，但是睡眠品質卻不好；有些人則是早上很早就醒來，晚上卻睡得很少，睡覺與甦醒的週期變得不規律造成生理時鐘紊亂。

造成中老年人睡眠障礙的原因可能是因焦慮、憂鬱、疾病、疼痛以及缺乏運動等。

雖然醫學上的研究，目前有各種幫助睡眠的藥物，但是老化以後的肝、腎功能逐漸退化，很容易造成藥物蓄積，導致頭暈、跌倒。因此在使用安眠藥解決失眠問題之前，應該先鼓勵中老年人嘗試其他方法，如聽舒眠音樂、打坐冥想或花草茶來解決睡眠障礙。

● 找出睡眠障礙的原因

中老年人睡眠障礙的問題，根據發生的原因而有不同的處理方式，例如暫時性過渡期的失眠，通常和焦慮或新環境適應有關，這一類情形可以不需要治療，適應之後便能改善。

如果是因為身體疼痛或是藥物引起的失眠，應先治療生理的疾病或更換藥物；另外，因為情緒狀態失常而產生的失眠，就應該先處理情緒方面的問題。

●安排固定睡眠時間

睡眠障礙通常和不良的睡眠習慣有關，為了改善老年人的睡眠習慣，應該有固定的睡覺時間表，並且限制在床上的時間，不睡覺時不要經常躺在床上。

白天可以安排各種活動，例如聽音樂、閱讀、參與各種活動、冥想等放鬆心情，來減少利用睡覺打發時間的機會，達到提高睡眠品質的目的。

●早睡不賴床

老年人時常出現的睡眠困擾，就是在夜間就寢後卻躺在床上翻來覆去睡不著，等到睡著，午夜過後又很容易醒來。出現這種睡眠障礙，可以試著早睡，並且不要賴床等方式來改善。

建議老年人晚飯過後，休息一下等胃大致排空就可以上床睡覺，增加一些夜間睡眠時間；但是如果躺在床上二十分鐘以上還不能入睡，就不要再躺著，可以起身從事一些輕鬆的活動。此外，如果睡到凌晨醒來，可以起床閱讀書籍、繪圖、寫書法，等到想睡的時候，再躺下睡覺。

儘量避免白天睡覺，或是縮短白天睡覺的時間，利用白天多曬點自然陽光，增強腦部松果體感受日夜的差異。相對來說，在睡著之後如果起床小便，房間最好是適當柔和的燈光，切勿過亮讓身體以為天亮了！

●改善睡眠環境

建議失眠困擾的人調整寢室的擺設，讓睡眠的環境舒適，維持適合的溫度、光線，避免噪音。對於睡眠品質來說，噪音通常是最難控制的問題，但是可以利用一些裝置來減少噪音，研究發現低沉、規律的聲音有助於睡眠，可以產生安全感，例如風扇低沉的聲音可減緩環境噪音造成的失眠。

●慎選運動時間

不要在睡前三至四小時內運動太劇烈，以免干擾睡眠，建

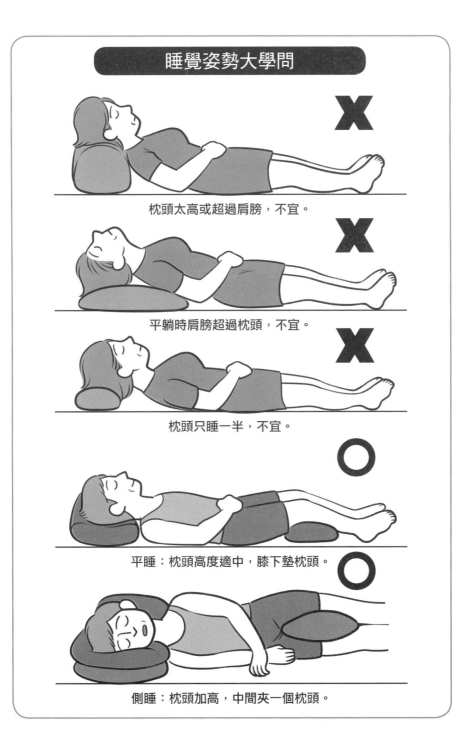

睡覺姿勢大學問

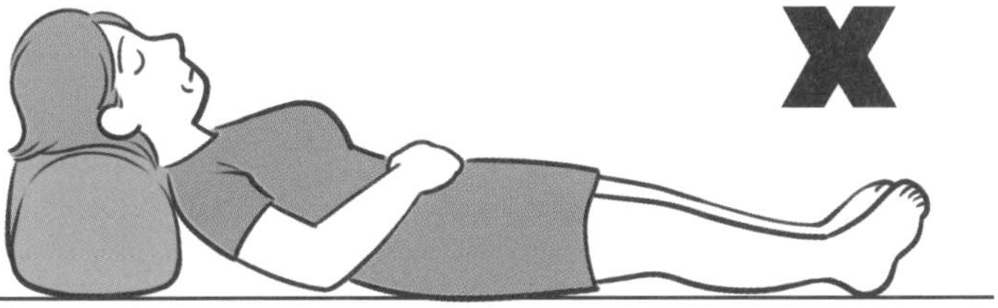

枕頭太高或超過肩膀，不宜。

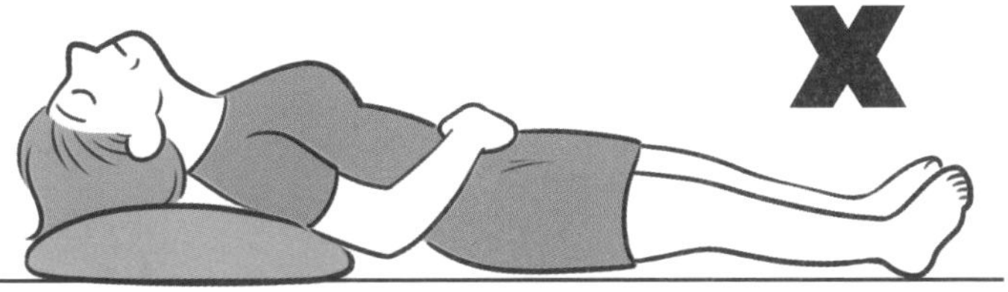

平躺時肩膀超過枕頭，不宜。

枕頭只睡一半，不宜。

平睡：枕頭高度適中，膝下墊枕頭。

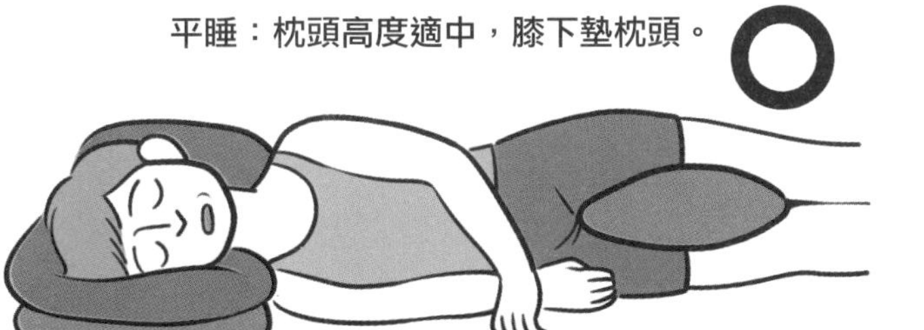

側睡：枕頭加高，中間夾一個枕頭。

議選擇在傍晚之前進行規律運動的習慣，可以改善睡眠深度。此外，年紀大以後應該限制晚上水分的攝取，避免睡眠時因為一直上廁所而中斷。

● 改善睡眠品質的飲食

有失眠困擾的人應該避免含有咖啡因的茶飲及咖啡等飲料，同時可以運用天然的食物來預防失眠。例如，龍眼肉具有養心安神的功效，經常被用於心脾兩虛的失眠、健忘、驚悸等症狀，但口乾舌燥的人最好先少量使用，容易上火的人可以先試試蓮子湯，不怕苦的人可以不用去蓮子心，也許效果會更好。

容易焦慮的人可以試試薰衣草茶；蜂蜜除了可以潤肺通便、補益強體、緩急解毒之外，還能防治肌膚乾燥、失眠健忘。

維生素 B_1 與碳水化合物代謝有極大的關係，對於增強體力、消除疲勞、調節神經、改善失眠都有明顯的助益，含有豐富維生素 B_1 的食物包括酵母、小麥胚芽、紅豆、大豆、花生及豬肉等。

鈣質豐富的食物也有助眠與安定神經的作用，乳製品是最好的鈣質來源，小魚乾及大骨湯、豆腐都含有豐富鈣質。但是要特別注意的是，鈣質需要維生素D的配合才能被腸胃吸收和利用，而維生素D可以藉由日曬來促成人體自行合成。

養成好的睡眠品質

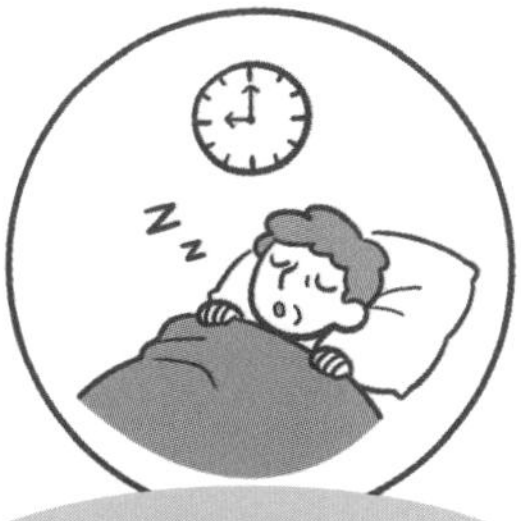

規律就寢時間

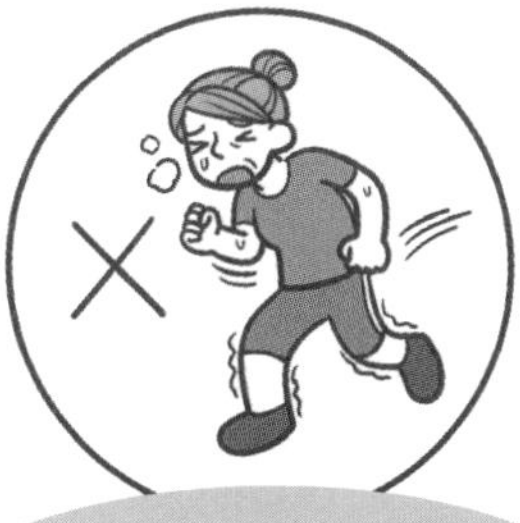

睡前
勿做激烈運動

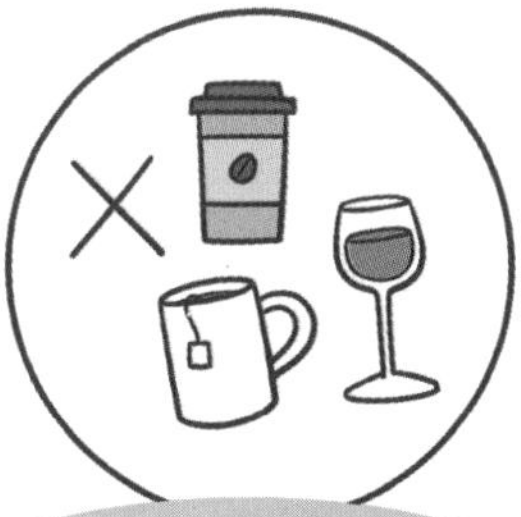

睡前避免
喝酒、咖啡、茶

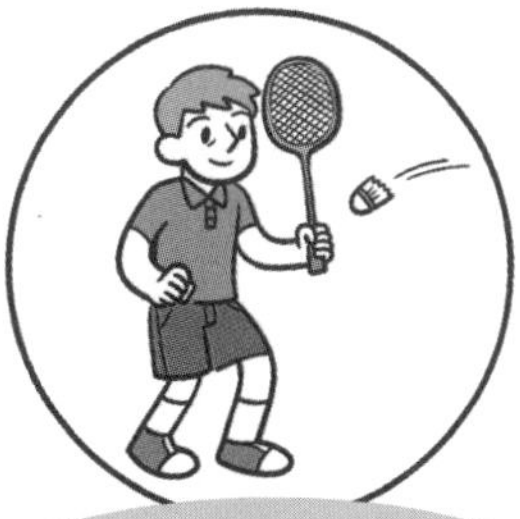

定期
從事戶外活動

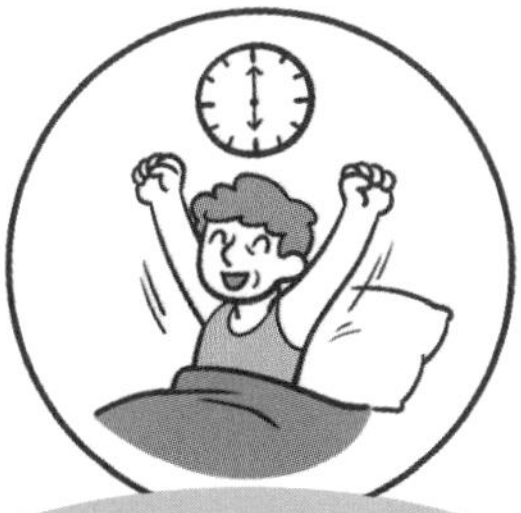

固定起床時間

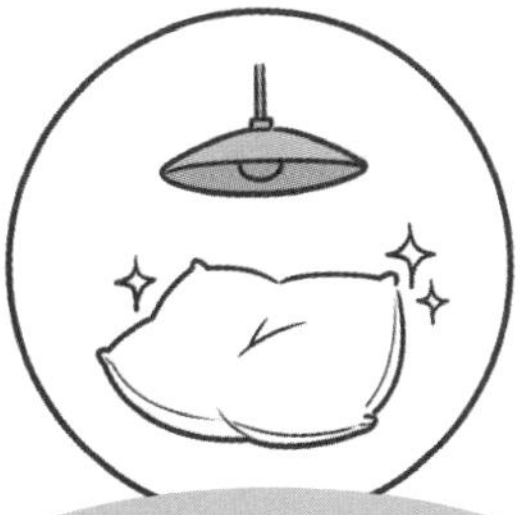

建立睡眠品質

- 睡眠品質不好，會直接影響我們的生活品質，促使身體無法好好休息，此時我們更應為自己的健康創造舒適的入眠環境。

太瘦太胖都不好

肥胖症

肥胖症是一種由多種因素引起的慢性疾病，通常會有體內脂肪堆積過多、脂肪分布異常、體重增加等症狀。

肥胖症會引發代謝和內分泌紊亂，並且經常會伴隨糖尿病、動脈粥樣硬化、高血脂、高血壓等慢性病以及癌症的發生，據統計，有百分之五十以上的疾病都與肥胖有關。

●肥胖的成因

當人體攝取的熱量超過消耗量，多餘的熱量大部分都會以脂肪的形式儲存在體內，體內的脂肪貯存量如果超過正常值，就會導致肥胖。

目前判斷肥胖的指標最常見也最方便的計算方法，就是BMI（身體質量指數）和腰圍判斷法參見右下表：

造成肥胖症的主要原因和熱量不平衡有關，其中最大因素分別是新陳代謝、飲食與活動量，而這三個造成熱量不平衡的因素又個別受到遺傳因子的影響。

BMI 測量法表格：

BMI ＝

體重（公斤）／身高^2（公尺^2）

＊正常 18.5 ≦ BMI ＜ 24
＊過輕 BMI ＜ 18.5
＊肥胖 過重 24 ≦ BMI ＜ 27
輕度肥胖 27 ≦ BMI ＜ 30
中度肥胖 30 ≦ BMI ＜ 35
重度肥胖 BMI ≧ 35

●肥胖的種類

基本上，肥胖症可以分為單純性肥胖和繼發性肥胖兩種：

有百分之九十五以上的肥胖患者屬於單純性肥胖症，也因為攝取過多熱量但是消耗不足，導致過多脂肪積聚在體內，造成體重超過正常標準。而繼發性肥胖症大多是由內分泌或代謝性疾病所引起，因此也被稱為症狀性肥胖。

但無論是哪一種類型的肥胖都被證實容易罹患高血壓、動脈血管硬化、高脂血症、冠心病、糖尿病、中風、痛風、膽石症、增生性骨關節炎等。

雖然遺傳對肥胖的形成也是重要因素之一，但大多數決定基因表現的關鍵仍然是環境因素。而造成體重增加最明顯的就是飲食，尤其是攝取過多油脂與體脂肪的形成有直接的關係。

有研究顯示，當BMI值超過二十三時，罹患高尿酸血症的比率為正常人的一點八倍，罹患高血壓的比率則為正常人的二點四倍；此外，肥胖也與代謝症候群有密切的關係，對健康的危害很大。

肥胖症的致命危機

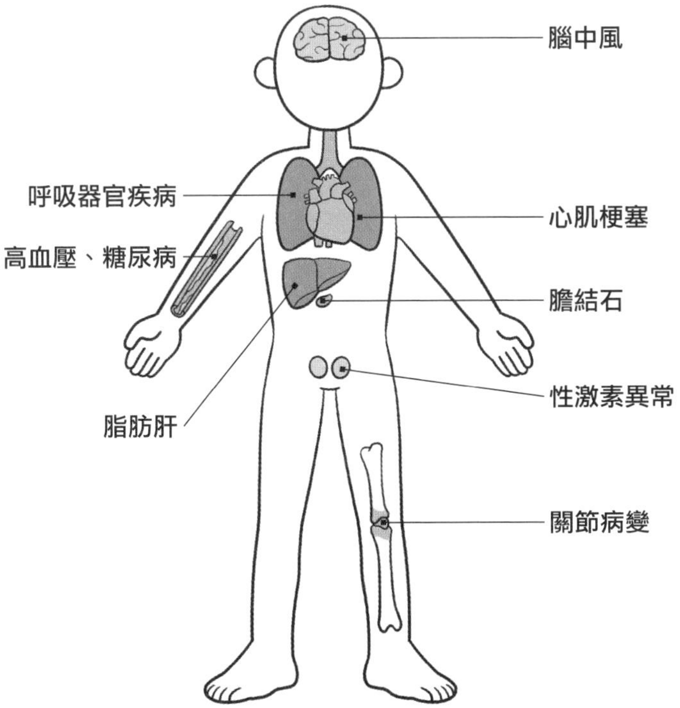

● 肥胖除了會為生活造成不便，更會影響身體健康。

過瘦

若太瘦，就會使體內貯存能量變少，身體的代謝力也會相對受到影響，對抗外在病菌力也會跟著下降。

大部分的人都知道肥胖會引起高血壓、高血糖等問題，因此會特別注意減肥的問題。但是對於五十歲以後的中老年人來說，太瘦也同樣容易引起健康的危機，特別是在短時間內的暴瘦。

● 太瘦的危機

中老年人太瘦，體內貯存的能量變少，身體的新陳代謝和各種生理功能會比正常族群相對不足，體質也因此會較弱，因此對於病毒和細菌的抵抗力變差，容易罹患感冒、肺炎等呼吸道疾病、腸胃炎、潰瘍等消化道疾病。

此外，太瘦也會造成對饑餓和勞累的耐受能力變差，因此常常會感覺精神不振，容易出現疲勞和頭暈目眩的現象；同時，太瘦對於身體保護作用減低，無法抵禦寒冷。脂肪除了提供身體活動的能量，對人體也有一定的保護作用，因此一般來說，比較瘦的人通常都比較怕冷。

● 易導致的疾病

太瘦還容易罹患皮膚病。中老年人如果太瘦，皮膚會變薄、變乾，皮脂腺分泌減少，因此罹患老年性糠疹、皮膚角化症、皮膚搔癢症等老年性皮膚病的機率也明顯升高。

中老年人如果太瘦，還會因為肌力下降導致「肌肉衰減症侯群」，這是導致骨質疏鬆和骨關

過瘦的致命危機

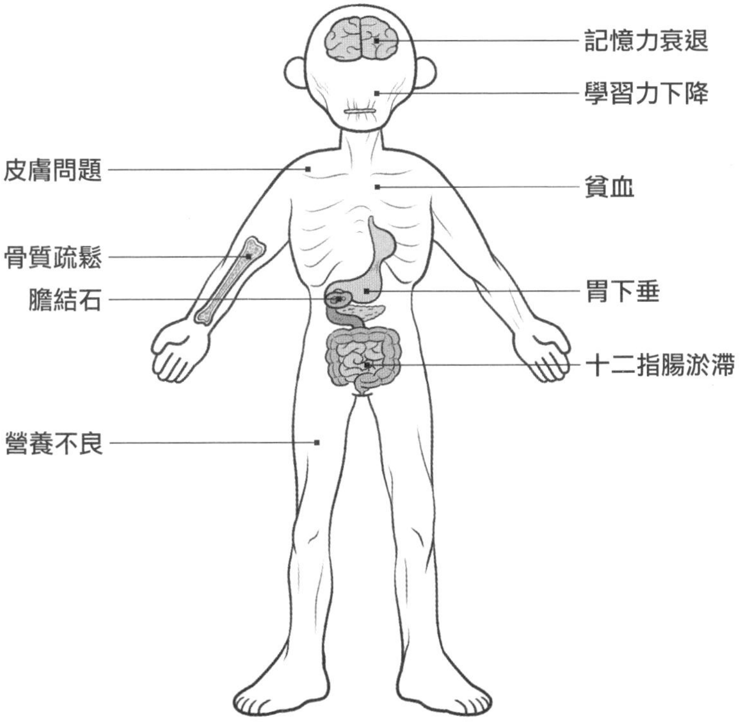

● 大多知道肥胖會造成身體負擔，忽略過瘦也會影響身體運作。

節炎的重要因素之一。

中老年人罹患老年性肌肉衰減的原因有很多，主要的因素就是蛋白質營養不良。

有些老年人過於推崇素食，其實素食者還是要注意營養素均衡，特別是蛋奶豆類等蛋白質的攝取，否則容易產生營養素缺乏相對的病症；此外，運動量不足的生活方式也會造成肌蛋白的流失，同時容易引起炎症疾病、器官功能衰退、內分泌失調，甚至是腫瘤疾病等。

老人如何保護前列腺

前列腺是男性特有的生殖器官，具有排尿與射精功能，而男性在五十歲後多有前列腺肥大的症狀。

前列腺，又稱攝護腺，是雄性哺乳動物生殖系統中的一個器官，屬外分泌腺。

前列腺肥大症發生在中老年男性身上屬於正常的現象，而且越長壽罹病的機率越高。五十歲以上的男性幾乎都會有不同程度的前列腺肥大，六十歲以上病情會更加明顯。導致前列腺肥大真正的原因目前不清楚，臨床上有些研究指出，可能是與年齡增加、荷爾蒙變化以及環境、飲食有關。

前列腺位於膀胱出口處，因此前列腺肥大會造成膀胱出口的阻塞，使尿道受到壓迫，尿流管徑越來越小。臨床上的表現可能是出現小便困難，須分段才能解完，有時候需要醞釀很久才能尿得出來，但是有時候卻憋不住，甚至還會有滲尿的困擾，或是頻尿、解不乾淨的情形。前列腺肥大還會導致中老年男性晚上頻尿要起來上廁所好幾次，影響睡眠品質。

如果前列腺疾病與賀爾蒙、食物和環境有關，中老年男性保護攝護腺便可以從改變生活方式做起，並養成良好的飲食習慣。

● 改變生活方式

建立健康的生活習慣，建議戒除對於前列腺造成影響的因素。例如吸菸、飲酒過量、熬夜、過度疲勞等不良的生活習慣，都應該要避免。另外，維持正常的作息，適度進行有氧運動，維持理想體重以及保持良好的排便習慣也都很重要。

生活壓力會提高罹患前列腺腫大及惡化慢性前列腺炎症狀的

機率，因此當壓力緩解之後，前列腺的症狀也會緩解，洗溫水澡可以紓解肌肉與前列腺的緊張，是放鬆心情很好的選擇。此外，中老年男性維持規律的性生活也可以使前列腺排空，減緩慢性前列腺炎的症狀。在日常作息中，中老年男性應該避免久坐、憋尿或是長時間騎單車。

此外，有前列腺疾病的患者服用下列藥物時必須經過醫師指示，包括感冒藥物、抗過敏、止瀉藥等，這些簡單常見的藥物例如抗膽鹼藥物可能會有小便困難的副作用，必須小心切勿過量服用，以免造成解不出小便的情形。

●調整飲食習慣

濃度過高的尿液對於前列腺會產生較多的刺激，因此平日應多喝水，稀釋尿液的濃度來減少對攝護腺的刺激；但是要特別注意，中老年男性在睡前不宜飲用過量的水，減少夜尿的頻率；並且，睡前儘量避免食用含有利尿作用或影響前列腺分泌的辛辣食物及飲料，例如酒精、濃茶、沙茶、芥茉、辣椒、咖啡、可可、可樂、精製醣類等。

此外，避免攝取過多脂肪及紅肉。臨床上的研究指出，肥胖會增加罹患前列腺癌的機會，高脂肪飲食會誘發荷爾蒙分泌過量，增加前列腺病變的機會。統計顯示，百分之七五的前列腺癌可以透過改變飲食及生活方式加以預防。

●對於前列腺有幫助的飲食

食物中的纖維素能夠幫助排除體內的荷爾蒙及脂肪，多攝取新鮮的蔬菜、水果、全穀類食物以及植物油。另外，南瓜子具有抗氧化效用，也就是有保護細胞的功能，它含有非常高濃度的鋅、多元不飽和脂肪酸及無膽固醇，男性的前列腺組織與精蟲中，含有極高濃度的鋅，而前列腺炎及前列腺癌症患者的前列腺液中，鋅含量明顯的低於健康者。因此，多食用南瓜子可以改

圖解前列腺位置

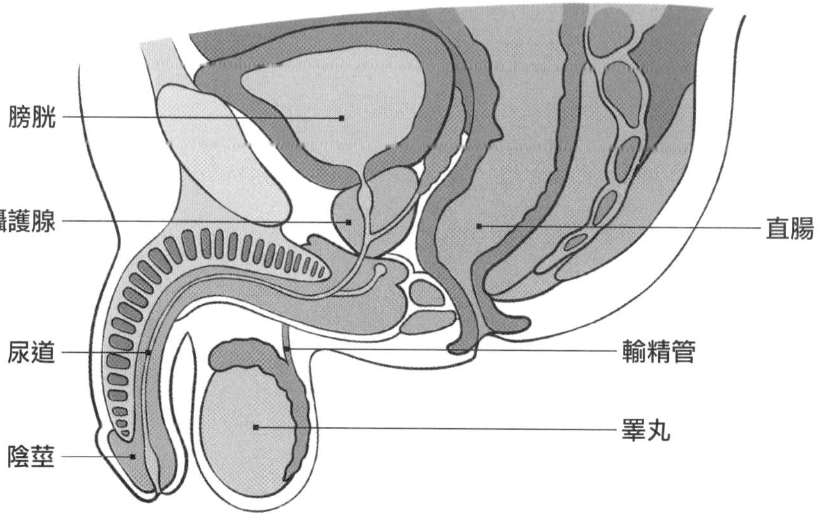

善括約肌的機能、調節尿液的排泄、增進膀胱肌肉的彈性，並且改善前列腺肥大的症狀，同時能預防前列腺癌；富含鋅的食物還有牡蠣、海鮮、蛋、肉類、全穀類及堅果類，中藥含鋅量最高的是何首烏，也可以在醫師的指示下適當地攝取。

除此之外，茄紅素可抑制前列腺方面的疾病及減少發生率，番茄及番茄製品、紅色西瓜、葡萄柚、木瓜、紅柿、葡萄、櫻桃、紅甜椒、芭樂等都含有豐富的茄紅素；微量元素硒參與前列腺素的新陳代謝作用，對於惡性腫瘤具有預防及抑制的作用，富有含硒的食物包括啤酒酵母粉、大蒜、洋蔥、鮪魚、綠花椰菜、小麥胚芽、全穀物、芝麻、紅葡萄、蛋黃、香菇等。

其他還有富含異黃酮和黃酮類的食物，含有抑制前列腺組織增生的酶，能預防前列腺疾病，例如黃豆、豆漿及黃豆製品中，便含有多量的異黃酮和黃酮類。

前列腺異常症狀

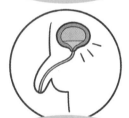

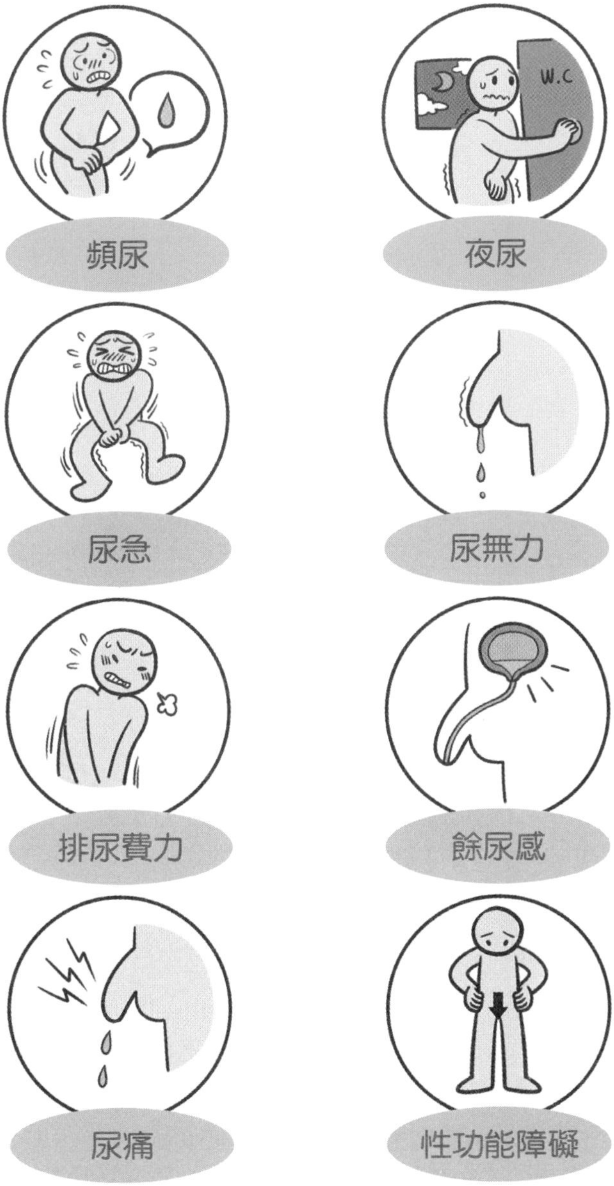

- 中老年常有前列腺肥大的症狀，此時常會有排尿方面的障礙。

如何預防手腳冰冷

老年常見的手腳冰冷多半是因血液循環不佳而引起，因此可藉由運動來提升循環力。

中老年人與女性經常發生手腳冰冷的現象，但是兩者的原因不太一樣。

女性手腳冰冷大多是因為情緒波動、血液循環不良、運動量少等原因。

中老年人手久冰冷的原因則多為器官衰退所引起，此外，許多老年人手腳冰冷的問題是因為膽固醇長期累積在血管壁，導致下肢動脈逐漸狹窄，周邊組織血液變少，末梢血液循環不良所引起。

其他包括貧血、腸胃道出血、自律神經失調、動脈硬化、糖尿病、甲狀腺機能低下、類風濕性關節炎、雷諾氏症或是中樞神經病變，都會造成四肢冰冷的症狀。

一般來說，預防手腳冰冷的方法有下列幾種：

● **規律地運動**

中老年人可以選擇健走的方式，進行規律的運動，同時，在走路的時候，可以順便甩手，促進氣血運行。特別是老年人應該避免久坐，時常站起來走走，動一動手指、腳趾，都可以幫助血液循環。

● **促進血液循環的食物**

天然的維生素E食物包括綠色蔬菜、黃色蔬菜、芝麻、小麥胚芽、大豆與動物肝臟等，對於擴張末梢血管、促進末梢血液循環很有幫助，可以適當的攝取。

此外，菸鹼酸對於穩定神經系統和循環系統很有幫助，同時可以改善神經緊張、改善手腳冰冷，蛋、牛奶、起士、糙米、芝麻、香菇、花生、綠豆等，都含有豐富的菸鹼酸；溫熱性食物例如堅果、韭菜、胡蘿蔔、紅糖等；改善循環的中藥，包括人參類、黨參、當歸、丹參、桂枝、胡椒、肉豆蔻、乾薑、肉桂等，手腳冰冷的人都可以選擇嘗試，其中中藥使用牽涉證型體質是否判別正確，應該由醫師處方使用。

● 注意保暖

老年人應該避免偏食、過度減肥，身體儲存適量的脂肪，可以維持體溫。同時，注意保暖也是很重要的事，當氣溫變低時，要注意添加衣物，不要因為活動過後感到發熱就馬上脫掉禦寒的衣物，也不要穿著太緊的衣服，阻礙血液循環，晚上睡覺時，可以穿上襪子保暖，提高睡眠品質。

● 泡澡

泡澡可以促進血液循環，在水中加入生薑、甘菊、羅勒、肉桂、迷迭香等精油，可以幫助身體暖和，改善四肢冰冷的症狀。

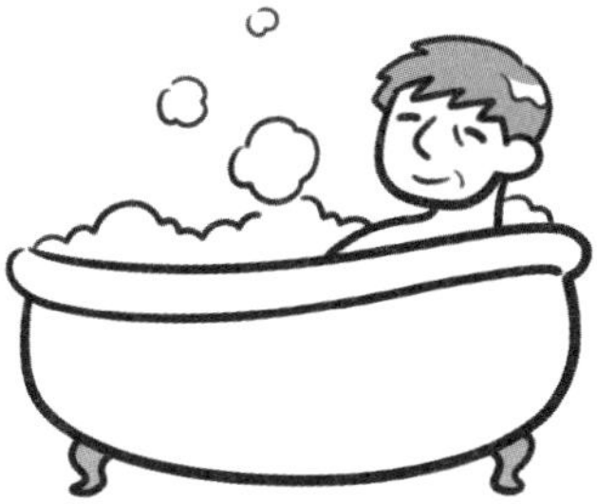

擺脫手腳冰冷

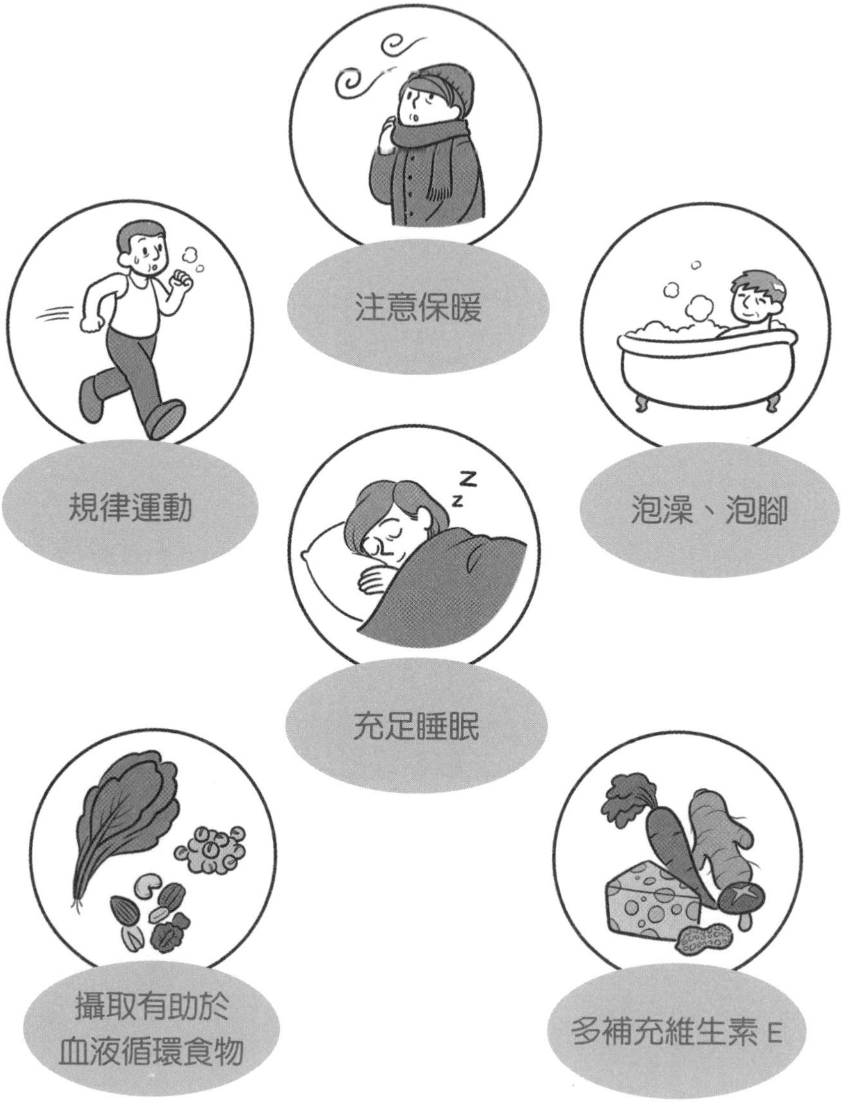
注意保暖
規律運動
泡澡、泡腳
充足睡眠
攝取有助於
血液循環食物
多補充維生素 E

- 要解決手腳冰冷，必須從日常生活著手，運動、膳食、藥膳、泡澡都是不錯方法。

預防老人斑的發生

人進入中老年階段，身體機能會開始出現老化現象，而除了器官老化外，「皮膚」更是老化最顯著的器官。

中老年人在身體表面經常暴露的部位如手背、面頰、前臂等出現色素沉著，即老年斑。其大小不一，邊緣清楚，稍有隆起，呈淡褐色、褐色或黑色的圓形或卵形的斑點或斑塊，皮膚學上稱為老年疣或皮脂溢性角化病，是皮膚老化的一種良性皮膚腫瘤。

老年斑產生的原因在醫學研究上還沒有清楚原因，但一般認為老年斑出現的時間和數量與人體衰老程度無直接相關，可能是間接因內分泌失調、病毒感染或家族顯性遺傳所引起，也曾有老人斑併發基底癌細胞的實例，但非常罕見。

老人斑的發展緩慢，不會自癒，但是也不需要接受特殊治療。如果想預防及延遲老人斑的形成，有以下幾種方式：

● 作好防曬

預防老人斑的形成，避免長時間日光曝曬和異常刺激是很重要的一項保護措施，外出時應該要擦防曬油，運用陽傘、帽子等隔離紫外線的傷害，如果皮膚出現丘疹，不要用手抓撓，以免使得老人斑的生長加劇。

● 補充維生素E

維生素E具有阻止脂褐質生成的功效，並且可以清除自由基。因此，可多吃富含維生素E的食物，例如植物油、穀類、豆類、深綠色植物以及肝、蛋和乳製品等。此外，常吃水果、胡蘿蔔、馬鈴薯、韭菜、白菜等，對預防延緩老人斑有一定的功效。

常用中醫養生藥膳調理藥材

建議諮詢中醫師確認體質再使用（化妝品常用）

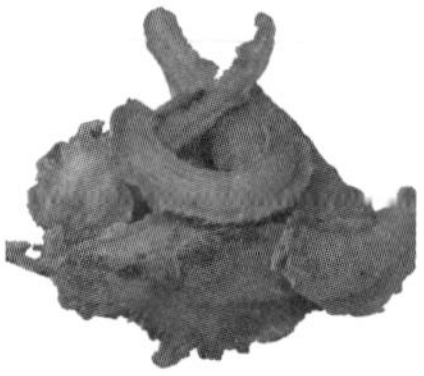

當歸
活血、養血

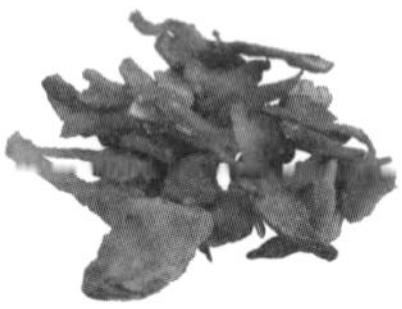

玉竹
益心氣

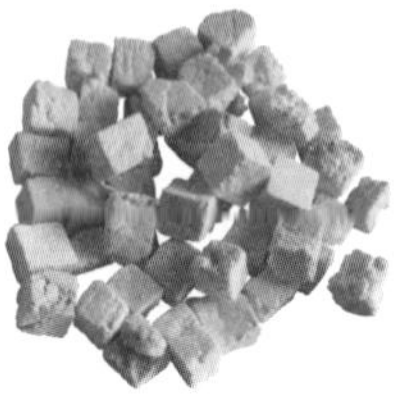

茯苓
補脾、消水腫

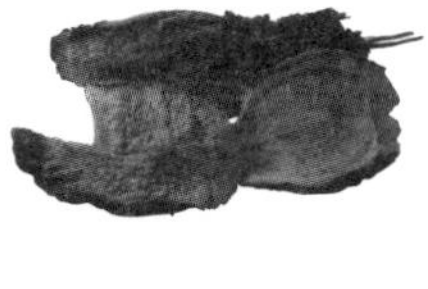

白蘞
清熱，治療皮膚發炎

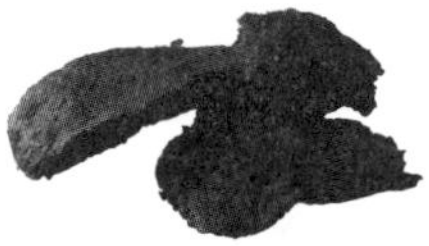

黃精
潤肺、保護皮膚

- 所有藥材建議使用檢驗合格的安全藥材為佳。

● 調整脂肪攝取量

要預防老人斑的形成，飲食中的脂肪攝入量應該要調整，以佔總熱量的百分之二十五至百分之五十較合適。此外，有些中藥具有抗衰老的功效，例如人參、黃芪、靈芝、銀耳、山楂等，對抑制老人斑有一定的效果，其他如當歸、玉竹、黃精、茯苓、白蘞、水飛珍珠粉也都是化妝品常會用到的中藥材。

雖然老人斑惡性病變的機會很小，但是要特別注意，老人斑和黑色素瘤應該要作鑑別，黑色素瘤有惡性病變的可能，如果突然增大擴散或是顏色變暗，就應該馬上治療。

去斑好蔬果

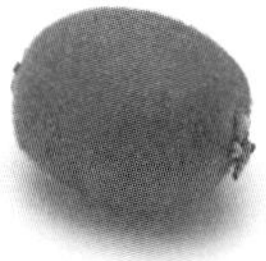

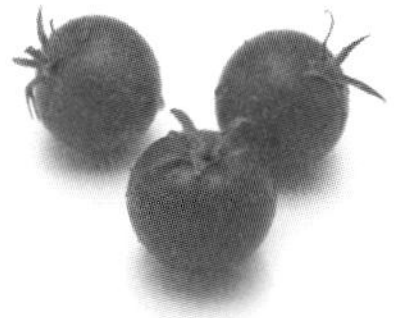

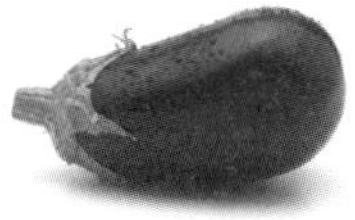

奇異果

① 維生素 C
② 膳食纖維
③ 葉酸
④ 維生素 E

↓

預防色素沉澱

抗老化

番茄

① 茄紅素
② 維生素 C

↓

抗氧化

增加免疫力

抗老化

茄子

① 維生素 A、B、C、D
② 蛋白質
③ 鈣
④ 維生素 E

↓

抗衰老

促使血管充滿彈性

- 想要老的漂亮，可以從飲食調養下手，以上三種蔬果具有抗氧化、預防色素沉澱的效果。

五十歲以後的皮膚，衰老 stop

如何延緩皮膚老化

五十歲後，皮膚就無法如以往光澤有彈性，這是老化的正常現象，但我們可以從外在保養與內在飲食調養來改善。

五十歲後皮膚明顯變乾燥、萎縮、彈性組織退化、皮脂分泌減少；皮膚內部變化包括皮膚細胞老化、抵擋自由基能力下滑、真皮層糖化、荷爾蒙流失等，延緩皮膚衰老的方法可從整體保養與克服外來刺激方面著手。

●洗臉

洗臉是保養皮膚最重要的一個步驟，皮膚專家提醒不論是哪一種膚質，洗臉的唯一原則就是輕柔，千萬不要搓、磨，特別是老化以後的皮膚，以免將皮下組織拉鬆。同時，選擇溫和的洗臉產品，洗完臉之後用毛巾輕按，不要用力擦乾。每天洗臉次數不要太多，以早晚各一次為宜。也不要使用太鹼性的肥皂，以免破壞由皮脂腺和汗腺形成的脂肪膜，造成皮膚乾燥。

●洗澡

中老年之後皮膚，會變得比較薄、粗糙，有些人會因皮膚乾燥而發癢。洗澡時可使用輕輕搓揉的方式來促進皮膚的血液循環與彈性、光澤。從身體下端往上揉搓到心臟部位，揉擦手腳四肢時可稍微用力一點，其他部位則使用打圈圈的方式。

●保濕

保濕用品的功效是水分保存在皮膚上，間接增加皮膚的濕潤度。洗臉或沐浴過後使用毛巾輕拭，留下一點水分，然後擦上保濕用品，鎖住細胞內的水分。此外，嘴唇上可以擦一些護唇膏或唇蜜，防止嘴唇乾裂。

● 營養

蛋白質是構成人體各種組織細胞最重要成分，皮膚、肌肉、軟組織內除了水分，主要就是蛋白質。多吃含蛋白質豐富的食品，如肉、蛋、奶和豆製品等，特別是含奶豆類的飲品，能增強皮膚的彈性，延緩皮膚皺紋的出現。各種維生素也能增強皮膚的彈性和光澤，延緩皮膚乾燥、粗糙，尤其是維生素E，對於抗皮膚老化作用更加明顯。

● 避免陽光曝曬

外出時使用防曬係數十五以上的防曬品、戴寬邊太陽帽並且穿保護性的服裝，儘量在早晨或傍晚進行戶外活動。

● 良好的生活習慣

運動能刺激皮膚的血液循環，維持皮膚的膠原組織、結實、光滑。有氧運動如健走、騎單車、游泳都是不錯的選擇。而充足的睡眠可以促使身體分泌特殊的皮膚生長激素，增加皮膚彈性的膠原蛋白質，增強了皮膚新陳代謝的能力。同時可去除臉上緊繃的線條與壓力，減少皺紋的產生。此外，抽菸會影響身體小血管循環，阻隔血液送營養到皮膚造成皺紋，應及早戒菸。

皮膚老化常見的原因

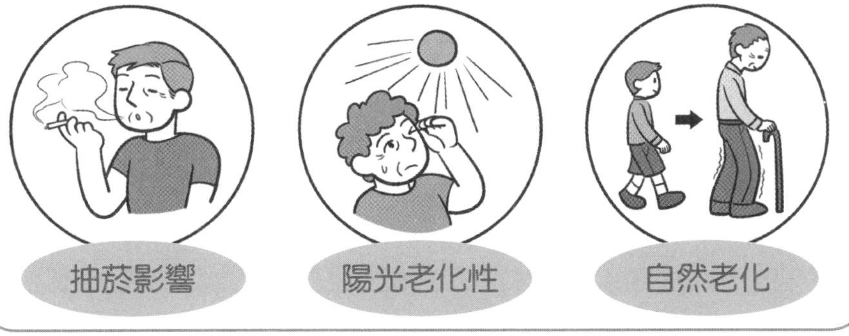

老年不一定會癡呆

失智症

每個人上了年紀後，最怕自己罹患失智症，而臺灣失智症患者每年持續增加，與其害怕疾病，我們更應該去學習面對、了解。

看過渡邊謙所土演的電影「明日的記憶」的人，一定會感概萬千並且對失智症這個疾病有進一步的認識，據統計六十五歲以上的老年人約有百分之三至百分之四的人有明顯的失智症，而且當醫生確診為失智症時，通常患者已經出現了明顯的記憶力衰退、智力喪失、思考障礙、社交及情緒功能障礙以及異常行為。

失智症包括退化型失智症、血管型失智症、混合型失智症，以及可逆型失智症、可治療型失智症，一般老年人常見的為退化型失智症。

退化型失智症又分為阿茲海默失智症、路易氏體失智症、額顳葉型失智症、神經系統退化性病變、巴金森氏病合併失智症、進行性核上痲痺症、韓汀頓氏症；其中，又以阿茲海默症是老年人最常見的類型，因此也常被稱為老年失智症或是老年癡呆症。退化性失智症通常是逐漸退化，而不是突然發病，那麼失智症的發生會有哪些警訊呢？

早期症狀：

記憶力減退，特別是容易忘記最近發生的事，反而對於早年發生的事記憶猶新；說到這個一定會有很多中年以後的人感到恐慌，因為這是很多人都有的所謂「初老」的感覺，其實如果只有以上症狀並不用特別擔心，真正失智的早期症狀其實還包括對於空間結構的辨識混亂，對於地點的概念判斷力變差，因此常會無法清楚地知道方向因而迷路；抽象思考、計算能力下降，不能理解事物之間的差異，對於金額的計算也容易混淆。例如「明日的記憶」一片中主角產生重複餵食金魚的狀況。

中期症狀：

語言能力下降，無法清楚表達，也不能理解別人的意思；判斷力減弱，忽略禮節，個性行為怪異；無法使用工具，例如沒辦法使用筷子等。

晚期症狀：

認知功能嚴重退化，無法辨識親人，甚至無法從鏡子中認出

失智症與正常老化的區別

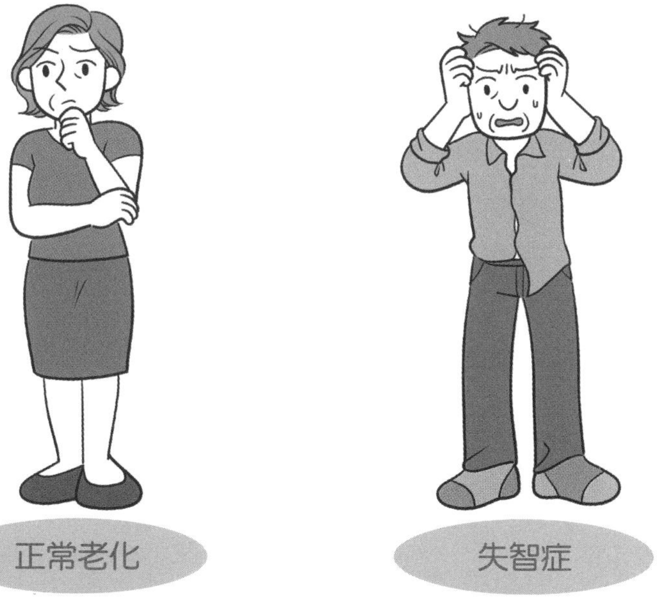

正常老化

①可能突然忘記某事，但事後會再想起來。
②行動力下降。

失智症

①對自己說過、做過的事完全忘記，也回想不起來。
②語言／行為表達異常。

- 此病症好發於老年人的疾病，有時家屬難以分辨父母的健忘是正常老化或是疾病。

自己；語言表達能力退步，喪失生活自理的能力，嚴重的話甚至還會行動困難、大小便失禁、長期臥床等。

突然出現的失智症症狀必須要立刻就醫，因為要排除是腦中風等其他原因引起的。失智症的常規檢查包含血液常規、生化檢查、維生素B_{12}濃度、甲狀腺功能、梅毒血清檢查、腦部電腦斷層或磁振造影等。

醫學上認為失智症是一種症侯群，危險因子有很多種，以下兩點為目前失智症較常見的誘發因子：

● 疾病引起

很多完全不可逆的退化性疾病可能會誘發失智症侯群。例如阿茲海默症、老化、唐氏症患者、疾病家族史、頭部受過創傷，例如拳擊手、家族性早發型失智症、血管性疾病等。

此外，不完全不可逆的病因也會誘發失智症，例如腦中風、高血壓及心臟病等。

其他系統性疾病如感染、新陳代謝異常、藥物中毒等，還有腫瘤、頭部外傷、正常腦壓性水腦、憂鬱症、硬膜下血腫、甲狀腺功能不足，也都與失智症有關聯。

● 遺傳

全球現有超過三千五百萬人罹患各種阿茲海默症，而且隨著人口老化，到本世紀中期患者可望增加兩倍。因此早期診斷和治療，對遏止這種正在擴大的疫疾非常重要。大部分失智症都屬於老化、偶發病例，只有約百分之五到百分之十具有遺傳性，這些人發病的時間都較早，遺傳這種突變基因的人，通常在四十五歲左右發病，惡化速度比較快，容易出現幻覺或妄想。

失智症的常見症狀

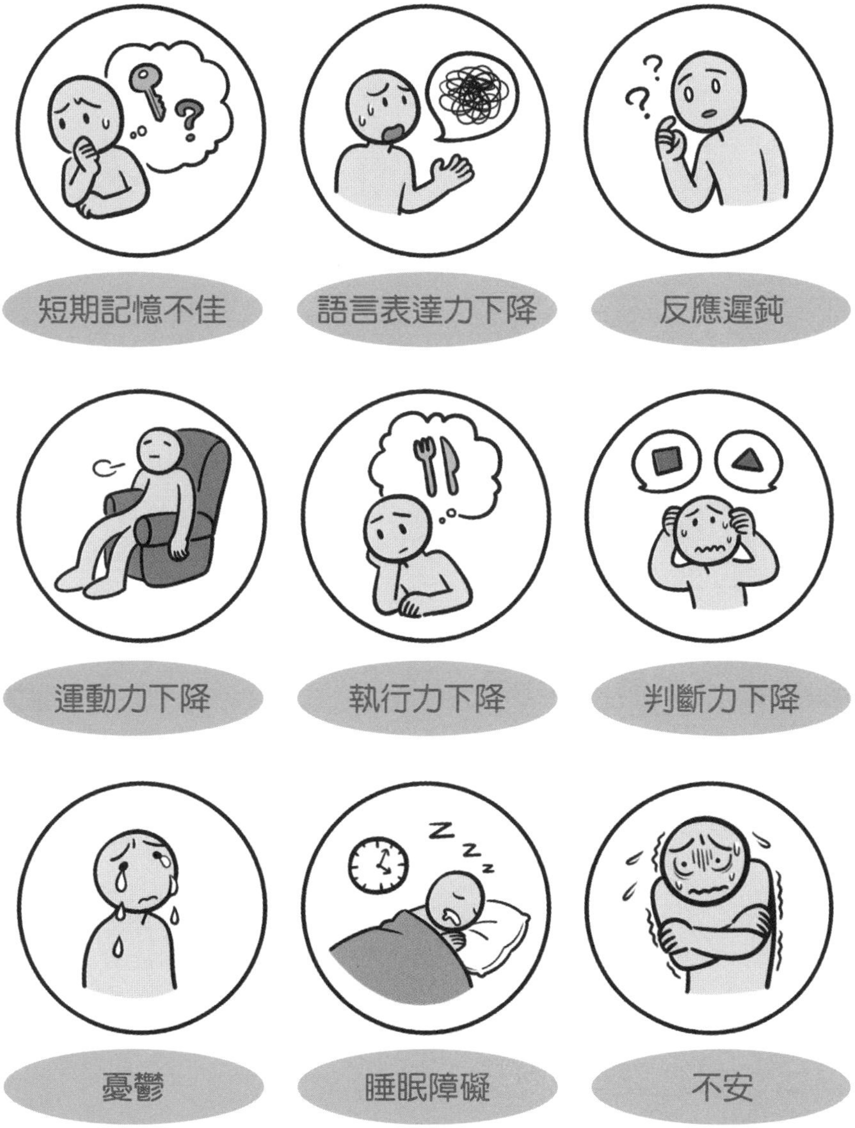
短期記憶不佳
語言表達力下降
反應遲鈍
運動力下降
執行力下降
判斷力下降
憂鬱
睡眠障礙
不安

- 每個人上年紀後，記憶力幾乎都會變差，但是如果影響到認知功能極可能是「失智症」。

預防阿茲海默症

阿茲海默症佔失智症中六到七成的成因，是一種發病進程緩慢，且隨時間惡化的持續性神經功能障礙。

罹患阿茲海默症的老年人越來越多，臨床上發現有些習慣很容易誘發阿茲海默症，包括六十五歲以後吸菸，罹患阿茲海默症的風險增加的百分之七十九；中年體重過重，發病機會為正常體重的三點五倍；糖尿病患者發病機會是其他人的二倍；長期壓力過大者發病率則是其他人的四倍。

預防阿茲海默症，有以下幾種方式，可以相對保持比較良好的健康和認知功能：

● 持續運動

運動對延緩老化和阿茲海默症的效果可以說是最好的辦法。研究指出，中老年人如果可以持續、規律地保持運動的習慣，每週五次，每次至少三十分鐘，可以有效防止阿茲海默症或其他失智症的發生。如果認知功能不足或失智症的患者能夠保持規律運動的習慣，鍛鍊心血管，可以減緩腦部的傷害以及認知功能障礙的發生。

此外，適度的重量與阻力訓練不僅可以提升肌力，還能維持認知功能。根據統計，六十五歲以上的老年人如果每週進行二至三次肌力訓練，得到阿茲海默症的機率將會降低一半。

另一方面，時常伸展活動可以幫助平衡，使老年人不容易跌倒，避免腦部受傷。生活中可從事如園藝、清掃、適度爬樓梯、伸展體操等，這都是讓老年人多活動的機會。

● 飲食

發炎和胰島素阻抗傷害腦神

經元，會使阿茲海默症患者腦部新陳代謝的功能失調；四十歲以上膽固醇過高的人，也會提高罹患阿茲海默症的風險。

在飲食方面，可以採取吃地中海型飲食的方式，以蔬菜水果、魚類、五穀雜糧、豆類和橄欖油為主的飲食風格。研究發現地中海飲食可以減少患心臟病的風險，還可以保護大腦免受血管損傷，降低發生中風和記憶力減退的風險。攝取富含Omega-3脂肪酸、深水魚類、堅果、全穀、新鮮農產品；避免反式脂肪、全脂乳品和紅肉。

為了保持穩定之胰島素及血糖指數，可以少量多餐的用餐方式，避免精緻、包裝及加工食品，尤其是高糖或白麵粉精製食品，會使血糖指數迅速升高，造成腦細胞發炎；此外，多攝取各種顏色的水果蔬菜，可以增加人體吸收抗氧化物質和維生素。

除了食物之外，還可以藉由營養補充劑來補充，例如葉酸、維生素B_{12}、維生素D及魚油可以增強記憶力。

● 經常動腦

根據研究指出，時常進行各種頭腦體操可以使頭腦靈活，降低得到阿茲海默症的風險。也就是說，時常與人溝通、互動，進行組織性思考的動腦活動、持續學習可以延緩腦部退化。

建議老年人撥出時間學習新的知識，不論是閱讀、學習外語或是樂器，都能夠訓練腦力。此外，記憶練習與智力遊戲可以訓練思考邏輯，操練左右腦，維持語言能力和創造力，並且讓大腦神經元不斷活動。

● 良好的睡眠品質

大腦需要充分的休息才能儲藏和處理資訊，睡眠是大腦休息最好的方式，因此睡眠品質就非常重要。不良的睡眠品質使人脾氣不好、疲勞，同時也會嚴重傷害大腦和中樞神經系統。

中年以後應該要儘量保持定

阿茲海默症與正常的比較

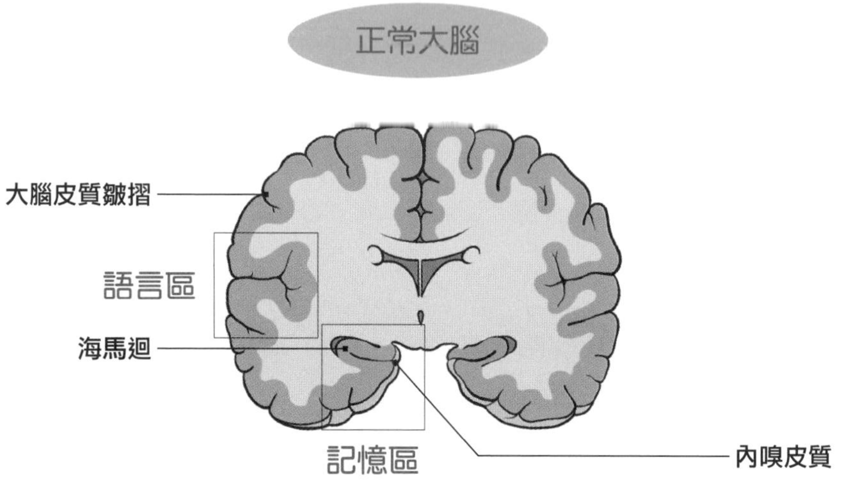

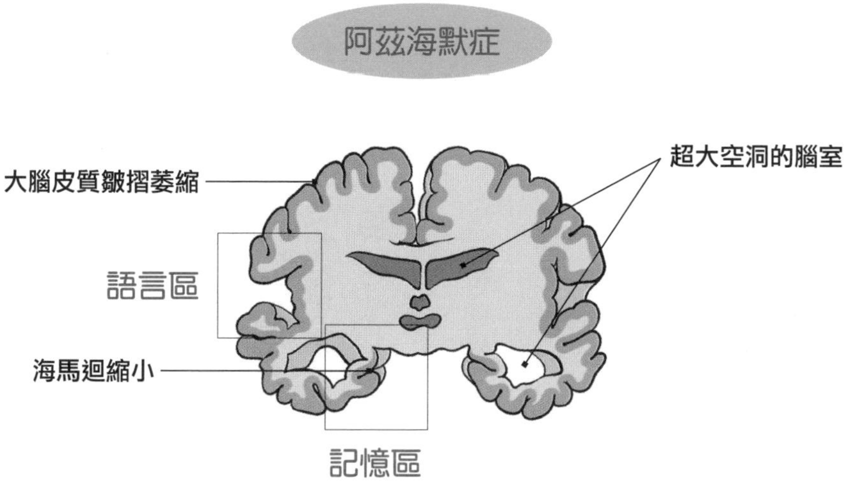

- 每個人上年紀後，記憶力幾乎都會變差，但是如果影響到認知功能極可能是「失智症」。

時的起居作息，每日固定時間上床睡覺和起床，可使大腦的生理時鐘養成規律的習慣；相反地，長期不規律的生活，容易導致心臟病、癌症和大腦認知等問題。

為了有良好的睡眠品質，應該有舒服的睡眠環境，包括光線、聲音、床鋪等外在環境，同時也讓自己放鬆心情，準備入睡。

另一方面，打鼾會對心臟和腦部造成危險，有百分之七十以上的阿茲海默症有打鼾的問題，應尋求醫生協助治療，以改善打鼾問題，或改善腦部細胞的含氧，進而改善腦部認知功能。

● 保持心情愉快

壓力會導致皮質醇的分泌增加，妨礙神經細胞的生長和連結，加速認知功能的衰退，造成提早衰老、沮喪、糖尿病以及對腦部有害的病變，因此，保持心情愉快就顯得很重要。

壓力會使呼吸的速率改變，影響腦部的含氧量。老年人可以練習腹式呼吸，消除壓力，釋放壓力；除此之外，散步、養寵物、練習太極拳、瑜伽等，都可以達到放鬆的效果；家屬也應該鼓勵老年人多與別人連繫，保持認知能力；另外，宗教活動可以增加對壓力的抵抗力，保持內心的平靜。

● 保護腦部

由於阿茲海默症是不可逆的疾病，因此當發作時，通常已經發生不可彌補的傷害了。為了保護腦部免於進一步傷害，首先就是避免身體吸收毒素，包括吸菸、喝酒；騎乘機車時，一定要戴安全帽，以免頭部受到意外傷害；應該要遠離環境中的鉛、殺蟲劑等有害物質，以免大腦曝露於有害的環境中。

八大預防阿茲海默症原則

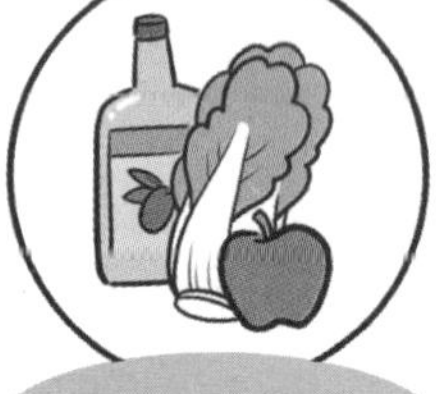

地中海飲食

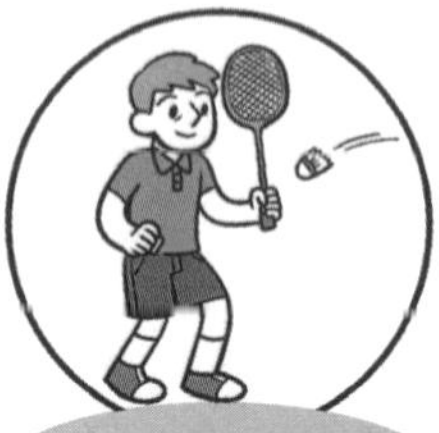

持續運動

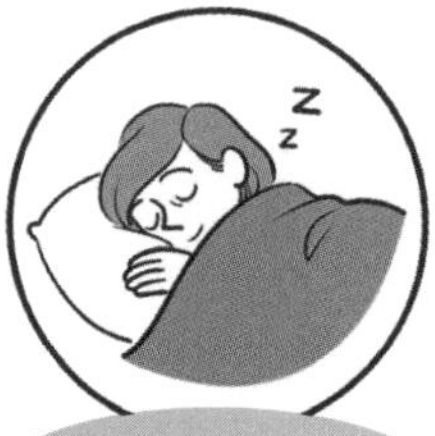

良好睡眠品質

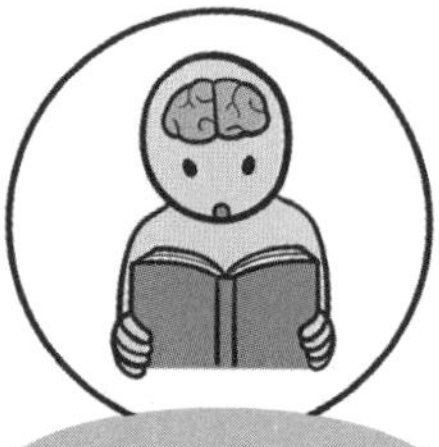

訓練動腦力

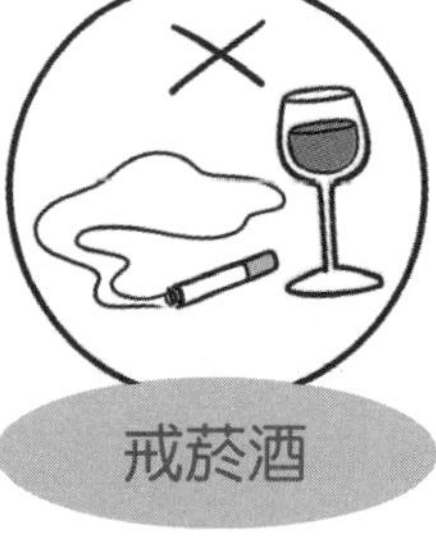

戒菸酒

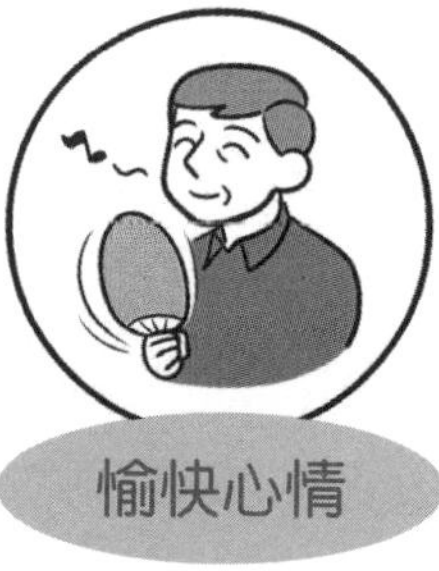

愉快心情

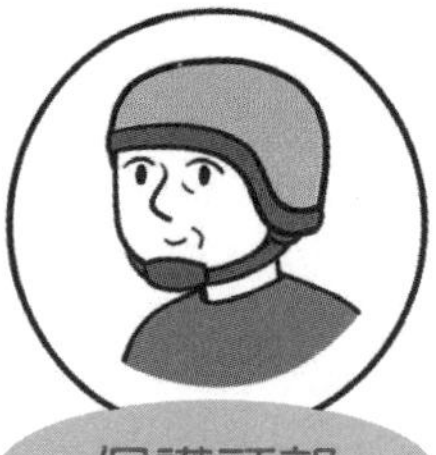

保護頭部

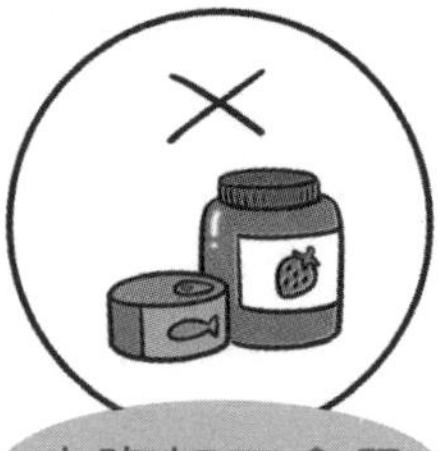

少吃加工食品

- 地中海飲食（以大量蔬果、橄欖油為主）、運動，據統計有助於預防、減緩阿茲海默症。

老年人的心理疾病

邁入中老年後，社會角色、生理都逐漸有了改變，而對中老年人而言心理會產生莫大失落感與不適。

中年之後，在生理機能上逐漸出現老化的現象，同時在心理方面也面臨了兩大問題，包括了退休的問題與失落感的問題。

五十歲以後的人可能會慢慢地從工作職場上退休，也許意味著經濟收入的減少，以及生活重心的轉移，一切都要重新調整，才不會失去了生活目標；另一方面，中老年人身體逐漸衰老，親友也逐漸離去，還可能有喪偶的痛苦，子女獨立後的空巢期，逐漸要面臨生活孤寂的感覺，以及死亡的威脅，都是必須加以克服的心理壓力。以上提到的種種問題如得不到疏解及調適，中老年人便可能會面臨以下幾種心理精神方面的疾病問題。

● 憂鬱症

老年憂鬱症對於老年人的影響廣泛，卻又時常被忽略。由於老年人因為身體機能退化、空巢期、親友生病過世、因退休造成經濟或社會地位下降等，常會造成失落感，當情緒低落時，很容易被認為是正常的悲傷反應，因而未加注意。

一般性的憂鬱症的症狀為心情低落、失去興趣、容易疲累、沒有活力、失眠或嗜眠、食慾減少或增加，注意力與記憶力減退、感覺無助、絕望、沒有價值感、反覆想到死亡，或有自殺意念、計畫或行為等表現。

老年憂鬱症的表現並不典型，一般通常會有身體不適、慢性疼痛、記憶力快速衰退、沒有體力等臨床表現，很容易被誤解為是身體疾病或失智症等問題。

● 焦慮症

焦慮症患者的情緒表現非常不安與恐懼，患者對於現實生活中或是將來的事情表現的過分擔憂，有時候患者還會出現沒有明確目標的擔憂，這種擔心往往使患者感到非常的痛苦。此外，焦慮症還會伴隨自主神經亢進、肌肉緊張等自主神經系統紊亂的症狀。這時候心態的調整和親人朋友的支持非常重要。

● 體化症

老年人有時候會常覺得自己身體有毛病，但是去檢驗檢查卻沒有明顯的疾病症狀，例如頭昏、腦脹、胃口不好等。

此外，出現慮病症的時候，患者一直懷疑自己身體有病，但事實上並沒有生理疾病，只是心理作用，也就是說，慮病症是神經質性的對某種疾病的擔憂。如何導正觀念或是安排適當排除性的檢查非常重要。

老人時常會出現妄想症，例如被害妄想，懷疑有人會對其不利，或是妄想有人要加害他，因此不敢吃喝別人煮的食物，晚上也常睡不著覺；有時候妄想症患者還會懷疑配偶有外遇，常強迫配偶承認，或作出攻擊行為。

● 失智症

失智症的症狀是患者在神志清醒的情況下，認知和活動能力逐漸減退。失智症並非正常的老化過程，而是一種大腦的疾病，由於患者智能及人格的頹退，會出現記憶力、定向力、思考能力，以及情感的障礙。

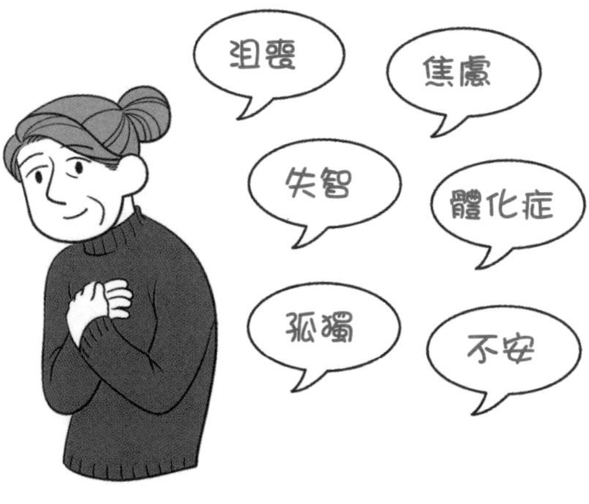

如何緩解情緒

有些人會覺得自己變老了，就像沒有生存價值一樣，此時情緒起伏可能會有點大，常處憂鬱、失落的狀態。

老年憂鬱症並非是老化過程中的自然狀態，通常會干擾老年人的身心健康以及生活品質，但是老年憂鬱症是可以治療的疾病，家人如果發現長輩的生活習性、與人相處的態度、處理問題的方式、行為舉止有明顯的改變，而且影響到生活功能的話，就要考慮到是否為憂鬱症、失智症、中風等影響，及早就醫治療。在日常生活中，有些方法可緩解情緒，避免心理疾病：

● 做一些積極的事

老年人可以將每天的計畫寫下來，將複雜的事情分成簡單的步驟，有條理地一項一項完成。此外，可以成為志工或是為鄰居服務，這些事情可以讓老年人覺得自己很有用處，重新對生活充滿信心與目標。

● 培養廣泛的愛好

老年人應該要培養興趣，或維持平時所喜好的活動，多從事一些自己感興趣的活動，例如到公園散步、看電影、游泳等；此外，學習一些感到興趣手工藝，也是一個放鬆心情很好的方式。

● 有規律地參加體能活動

心理醫生認為，運動是抑鬱的天敵，有規律地運動，如散步、慢跑、騎車、跳舞、打太極拳、做健身操等，不但能增加人的自信心，增加精力，而且能給人帶來健康愉快的感覺。

● 創造明亮的天地

心理學專家建議，應該在居住室內裝上明亮的燈，老年人也可以多進行白天的戶外活動，以獲得足夠的自然光線。因為根據心理學研究，有些抑鬱症對光很敏感，而且有季節性。

● 使心情愉快的飲食

葡萄柚含有高量的維生素C，不僅可以維持紅血球細胞的濃度，能夠增加身體的抵抗力，而且維生素C也可以抗壓，可以幫助身體對抗憂鬱的；菠菜富含葉酸，人體如果缺乏葉酸會導致腦中的血清素減少，導致憂鬱情緒；乳酪、香蕉、馬鈴薯、各種堅果如杏仁、南瓜子等，含有色氨酸，是一種氨基酸，可以增加大腦中的血清素含量，穩定情緒；小麥、小米、雜糧麵包、薏仁、深綠色蔬菜、瘦肉等，含維生素B群也可穩定神經系統，減少焦慮，達到緩解憂鬱效果；攝取含鈣食物可安定神經和情緒，例如牛奶、芝麻。也可以適當運用一些中藥如佛手柑、鬱金、薰衣草、遠志、百合等，以食療或藥膳或芳香療法來改善憂鬱。

● 深呼吸

深呼吸可以幫助人在焦慮時鎮靜下來，此外，開懷大笑也可以使緊張狀態的心臟、軀幹和四肢會得到迅速放鬆，同時也可以使血壓恢復平穩。

門診中常會告訴患者：不要把自己深陷在憂鬱症或是焦慮症的診斷裡，不妨把它當成一種暫時性的身體狀態，運用各式各樣的方法，積極正面的去面對它並改善它。

深呼吸靜下心

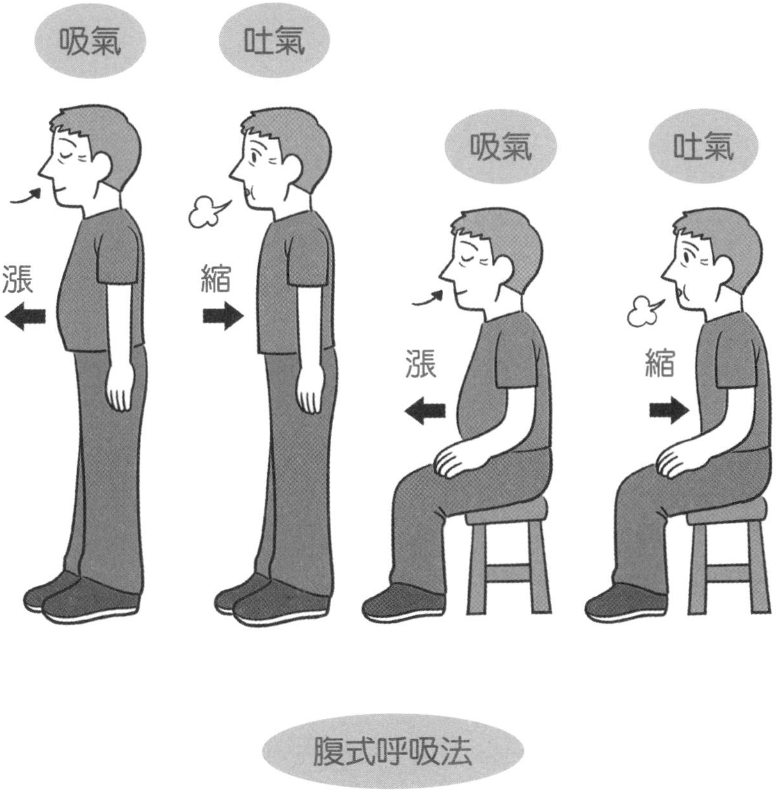

- 注意：吸氣時，肚皮漲起、呼氣時，肚皮內縮。

CHAPTER 3

簡單運動，精氣神十足

● 運動保健

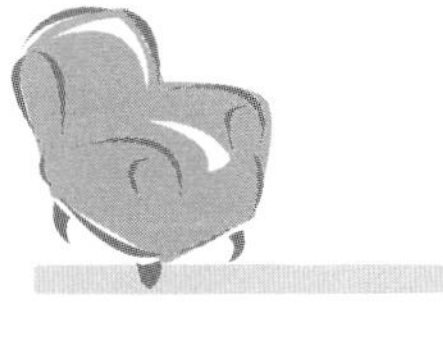

中老年人可以做哪些運動及注意事項

中老年人由於肌力、心肺耐力、身體協調力下降，故運動容易疲累，甚至跌倒，因此應採取「低強度、多次數」運動原則。

平時中老年人可每天多走一些路來代替搭乘交通工具，或騎單車、走樓梯，少乘電梯、手扶梯，自己動手打掃環境，或整理花園。每天固定做二十分鐘柔軟操活動筋骨，培養動態性的休閒活動，如散步、太極拳、健身操、氣功、或其他活動如元極舞、香功等，這類的活動可使身體大部分的肌肉交替收縮，維持血壓的穩定，增加心臟的收縮功用。但像慢跑、爬山，會因為加重膝蓋的壓力，對患有退化性關節炎的人並不適合。要注意的是，中老年人運動時最好結伴同行，可互相鼓勵、照料，還能防止意外的發生。

中老年人做運動應該要遵守以下原則：

● 持續與規律

中老年人應該要維持一週至少三次運動，每次三十分鐘，每次運動的最大心跳數率達一百三十下。但是要特別注意的是，由於心跳快會增加心臟肌肉耗氧量，有嚴重性血管疾病的患者要特別注意任何不適的症狀。

● 正確的準備

為了避免血壓、血糖變動太大的危險，中老年人在吃飯前後一小時內不宜運動。運動前要有熱身運動，運動後也要有緩和運動，各進行五分鐘。運動一定要持之以恆，才能產生延緩衰老的有益作用，因此家人與同伴的勉勵就很重要。

● 運動的環境及方式

一般運動時，應該選擇在空氣流通及溫度適中的環境下進行，運動種類應該選擇簡單不具危險性的，穿著合適的運動服裝及運動鞋。運動時保持呼吸順暢，動作切勿過大或是過快，尤其是頸部、腰部及雙膝的運動。

運動的強度、次數及時間要依照個人的體能做調整，牽拉肌肉的運動應該要緩慢。如果有頭暈、胸痛、心悸、臉色蒼白、盜汗、心跳次數變少、胸悶或胸痛、呼吸困難、眩暈、噁心等現象時，應該要放緩動作或是稍作休息，若情況沒有改善，應立即停止，並請教醫生，以策安全。

老年人運動前的準備

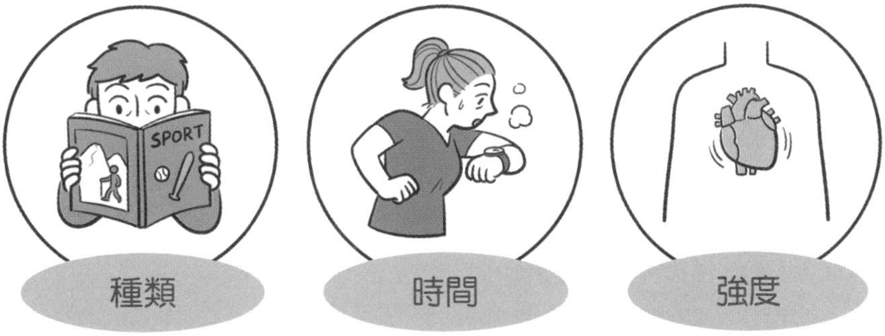

種類
①以節律性與持續性的活動為主，如登山、慢跑。
②選擇自己喜歡且適合自己。

時間
①以循序漸進為原則，如「運動、休息、運動」。
②每周至少 3 次，每次至少 30 分鐘。

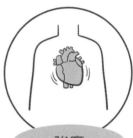

強度
①每次運動心跳率至少 130 下。

➡ **運動前請醫師檢查與評估**

- 老年人因身體機能逐漸老化，所以運動前最好先讓醫師評估，再依自己的體能狀況來選擇運動。

中老年人運動前的檢查

中老年人由於身體機制已與過往年輕狀態有所不同，因此要進行運動前，應聽從醫師建議，以避免發生意外。

運動前最好應該要先與醫生討論，再依照醫師的指示做運動。而為了了解個人適合的運動項目，須考慮年齡、生活方式、併發症及工作、性別等各方面不同的條件，才能決定什麼樣的運動最適合自己。

為了了解個人的體能狀況，通常可以進行一些檢查，以減少運動的危險性。例如：

● **體適能檢查**

評估肌力、耐力、反應性、平衡感及身體組成。

● **X 光檢查**

評估骨關節構造

● **運動心電圖**

評估心臟功能

● **肺功能檢查**

評估肺功能

此外，如果發現眼睛部位發生病變，例如因為視網膜病變，造成視力受損，運動時就應特別選擇在光線充足的場所，以免不小心跌倒，造成不必要的傷害。

另外，如果病變出現在末梢神經部位，對各種刺激會因為感覺異常而反應遲緩，因此運動時須特別小心，以免造成受傷卻還不自知。

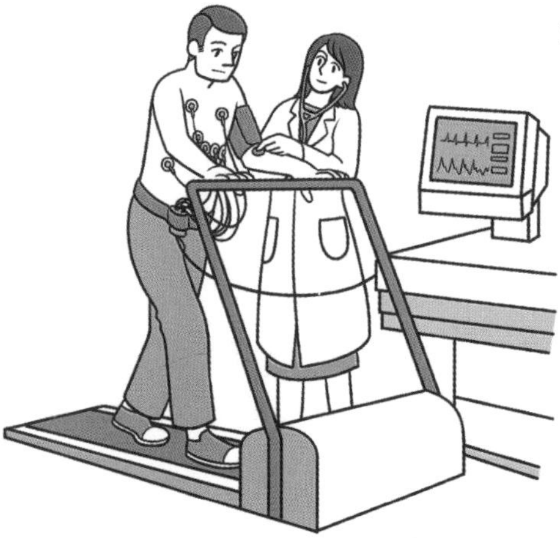

體適能檢查簡介

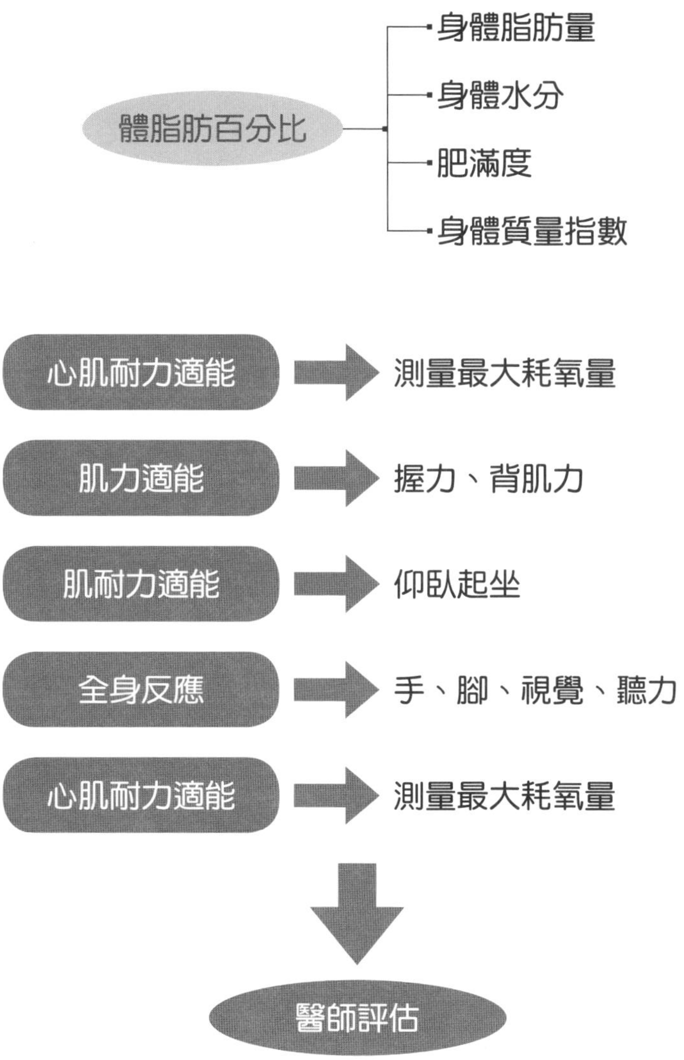

- 醫師會依照患者各項評估提出適合的運動建議。

活絡筋骨的柔軟操

進行柔軟操可促進血液循環，提高深層肌肉的溫度，且增加身體柔軟度與彈性。

● 柔軟度訓練

手臂畫圓：

雙腳打開站著，或是坐在椅子上，手臂自然垂放身體兩側。

雙臂往前抬起，往上，再往後，直到手臂畫了一個圈，回到原來的位置為止。

重覆這個動作數次。

側彎：

可以改善背部的彈性。雙腳打開站著，或坐在椅子上，兩手置於臀部上。

身體緩緩往左側彎，回到原來直立的位置。

再往右重複同樣的動作。

扭轉頭部、雙臂和軀幹：

這個練習可讓身體扭轉得更順暢。雙腳打開，或坐在椅子上，將雙臂往外抬至肩膀的高度。

接著往左扭動頭部、雙臂和軀幹，下半身不要動，但是右手肘可以彎曲。

待頭部、雙臂和軀幹回到原來位置，再往右重複同樣動作。

● 肌力訓練

伏牆挺身：

這個練習能鍛鍊胸部、手臂和肩膀的肌肉。

面對牆壁站著，手臂向前伸直，手掌貼住牆壁。

踮起腳尖，彎曲手臂，直到胸部碰到牆，然後伸直手臂，回復原姿勢。

一旦這個動作能夠輕鬆做完20～30次而不覺得累時，可以開始提高難度，把伏牆挺身改成伏桌挺身。

等到伏桌挺身也很輕鬆時，再開始做伏地挺身。

● 肌肉訓練

腹肌鍛鍊：

這個練習可以消除腹部的贅肉，並強化復部的肌肉。

找一張有扶手的椅子，坐在椅子的前半段，雙腿伸直，腳跟靠在地上。

身體往後仰，雙手握住椅子的扶手作為支撐。

彎曲左膝蓋，抬起大腿，讓它碰到胸部，再將腳放回地上。再換右腿重複同樣的動作。

做到20～30次不覺得累時，可再將單腿改為抬起雙腿。

然後再嘗試高難度，也就是抬腿時伸直雙腿，不彎曲膝蓋。

腰部鍛鍊：

＊轉腰

在平地站立，雙腳與肩同寬，雙手叉腰，以腰為軸上身保持直立，胯部依順時針方向轉動，然後換逆時針方向做同樣的動作，每一邊各做20次。

＊彎腰

雙腳站立與肩同寬，雙手叉腰，腰部前彎曲各10次左右。要特別注意的是，患有腰椎疾病的人，不能隨意做彎腰轉腰的動作。

腿部鍛鍊：

本練習可強化腿部的肌肉。

找一張穩固的椅子，站在椅背後方，伸手輕輕搭住椅背，緩緩往下蹲，然後站起身子，回復原姿勢。

注意下蹲時不要蹲得太低。

一旦你可以輕鬆做完這個練習，不妨拿開椅子，做的時候將雙手放在臀部上或是往前伸直。

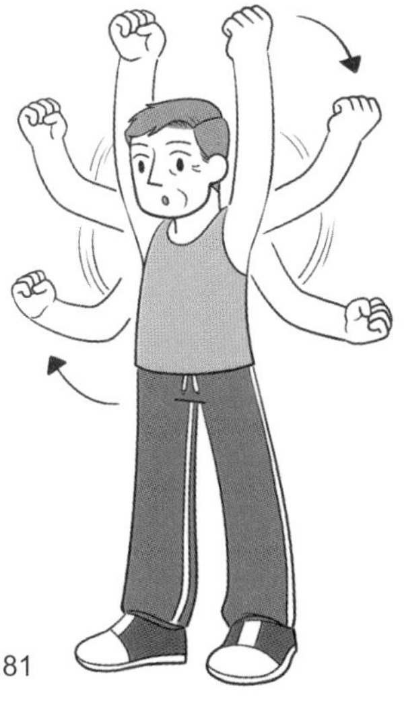

放鬆養生操

運動不僅有益身心健康，據統計還能預防失智症。有時間不妨就來動一動。

●肩膀放鬆操

兩腳打開與肩同寬，雙手緊握毛巾，身體慢慢向前傾，直到碰地為止，重複做幾次。

身體向上伸直，雙手舉高呈V字型拉直。

上半身向後仰，向右做大迴轉，右手先經過右邊腳趾，再繞到右後跟部，重複幾次，向左的方式亦同。

以上步驟，將上半身不易伸展的部位都加以拉直，特別是脊椎的伸展，做完體操後，血液流通順暢，可消除全身疲勞。

●背部放鬆操

坐著或站著皆可，坐在椅子上時要挺直背脊，貼著椅背，以輕鬆的心情進行。

雙腳打開與肩同寬。

頭部、頸部與手臂放鬆，將身體彎下，使其碰觸大腿，兩手自然向兩側垂下。

約15秒後，身體慢慢起來，重複做10次。

●踢臀排氣操

全身趴在床上，手臂交疊，支撐住下顎。

在膝蓋下方鋪一軟墊，略微墊高膝部。

將小腿彎曲，然後交互擺動，以腳跟不斷輕踢臀部。

正常地排除體內廢氣，才能好好熟睡，而且肚子因為排除了氣，小腹和鮪魚肚消下去了，也可以維持合宜的體態。

影響中老年人活動的因素

中老年人的身體狀況大不如前，因此更要加強鍛鍊，但在運動過程有兩大因素須克服，分別為「身體」、「環境」。

雖然老化並非一種疾病，但隨著老化的發展，身體的每個系統都會逐漸產生極大的改變；隨著年齡的增長，肌肉及骨骼系統方面通常會有骨質疏鬆的現象。尤其是女性，自三十五歲以後，骨質每年約流失百分之一。

肌力方面則以伸肌受影響較大，肌纖維中快肌纖維的比例明顯下降。肌力減退最大的原因就是缺少活動。肌力的可塑性是終生存在的，只要透過運動，即使因長久臥床而變得無力的肌肉都有機會回復或得到改善。

軟骨方面則因蛋白質流失導致彈性減低，影響關節活動的角度，繼而引發姿勢的改變，例如會出現彎腰、駝背的情形。

造成中老年人活動時的危險成因不外乎以下幾點：

● 生理機能退化

因視力、聽力、肌肉力量降低、平衡感變差等因素，尤其肌力減弱對於老年從事日常活動有很大的影響。人體的肌力在四十五歲以後逐漸減弱，尤其爆發力下降迅速。統計，六十五歲以上的健康老年人，每年肌力平均都會下降百分之一左右，爆發力則會下降百分之三。因此，由於生理機能的退化，使得以前可以輕鬆達到的動作越來越難完成，導致意外的發生。

● 居家環境中的危險因素

中老年人的運動危險成因之一

身體機能退化

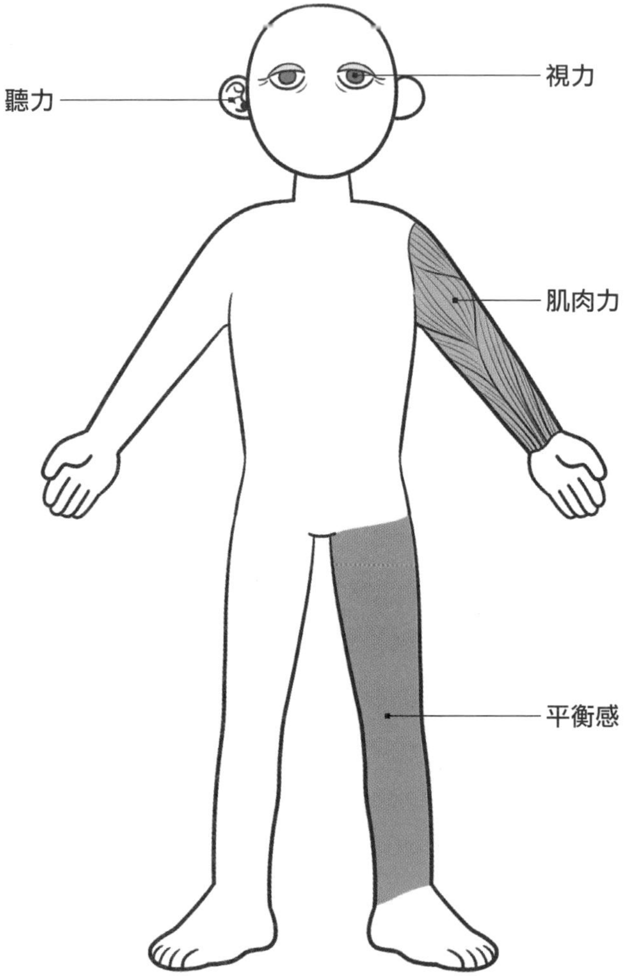

- 身體機能退化是老化的正常現象，但居家環境因素是可以改善克服的。

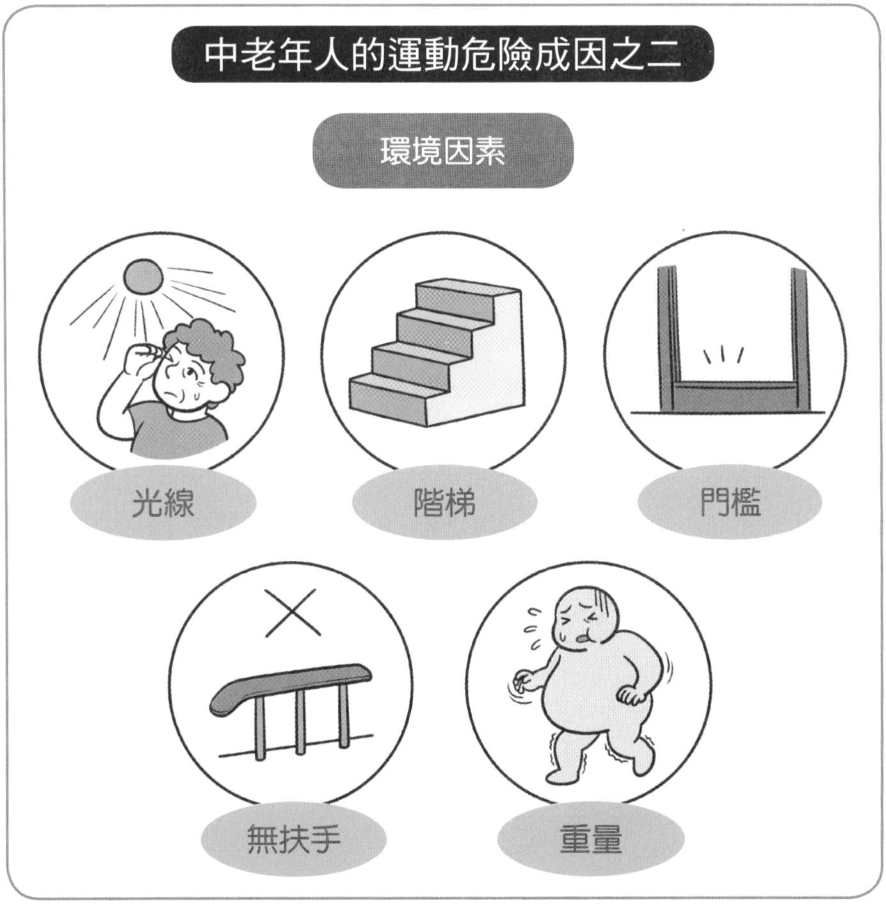
中老年人的運動危險成因之二
環境因素
光線
階梯
門檻
無扶手
重量

根據統計，六十五歲以上的老年人有一半左右，日常生活功能受限，例如沒有辦法獨立洗澡、如廁或行走，主要是因體能明顯下降，也可能因為罹患疾病，不但造成生活上的不便，對照顧者也成為沉重的負擔。

如果有些家中有燈光昏暗、臥室或浴室有過高的門檻，會因為生理機能退化，產生跌倒的隱憂。或生活動線中，常堆積雜物，也容易絆倒，這些都是可以透過設計改善而使老年人在家中行動的安全得到保障。

如何鼓勵老年人多運動

鼓勵長者依自身興趣且衡量身體狀況，選擇適合自己的運動、活動，有助於延緩老化。

● 多鼓勵，少指責

讓活動力退步的老人家知道復健的好處，從書籍資料中、或是請治療師陳述有學理根據的理論以及各種有利的實例，鼓勵老年人多運動，同時請治療師設計合適的日常生活活動來達到幫助復健的治療目的。

● 提醒固定時間運動

運動復健沒有強制規定是要多久、幾次或哪個時段，一般是按照個案本身身體狀況而定，家人可以在一旁提醒、鼓勵老年人進行規律的運動計畫。

● 建立成就感

老年人的運動內容應該簡單，而且不具危險性，每次活動量不要過多，時間不要長，也可以少量多次進行。家人可以經常加以稱讚鼓勵以培養信心。

● 培養休閒嗜好

老年人應培養休閒嗜好，以活動筋骨為主，並儘量參加社交活動。

運動復健的目的在於維持身體的活動性，鼓勵老年人自己照顧生活瑣事，維護長輩自尊心，原則在於鼓勵長者做自動自發性的活動，以維持身體機能運作。

CHAPTER 4

按摩養生，身心都舒暢

泡腳

現代人常坐辦公室且缺少運動，故常會導致足部血液循環不良，因而造成各項疾病發生。而泡腳有助於血液循環，剛好可排解此問題。

泡腳可以促進血液循環，尤其是對於經常四肢冰冷的人來說，是養生的好方法。人體的腳上有六條主要的經脈，包括膀胱經、胃經、膽經、脾經、肝經及腎經，泡腳時等於刺激了這六條最主要的經絡。

此外，現代人過度使用冷氣空調，經常喝冷飲、生食，所以體內多寒濕，透過泡腳養生，可加速體內排寒。

每天如果可以泡腳十五分鐘，就能發揮保健的作用。運用泡腳桶，攝氏四十度左右的水溫，透過熱力放鬆腳上以及小腿部位的經絡，調節體溫及血壓。要注意許多糖尿病或是末梢循環障礙的人常常膚況較差，要注意水溫是否適當以免燙傷。

泡腳的時間可以選在下午四至五點左右，也就是膀胱經和腎經氣血最旺盛的時候，達到補腎的效果。

泡完腳之後要多喝溫水，補充水分，也可以喝生薑黑糖水，促進身體內部產熱，透過流汗的方式將寒濕排出體外。

剛開始水溫可以低一點，再慢慢添加熱水，泡到全身發熱為止。水中可以加入喜歡的精油，達到芳香療法的效果。

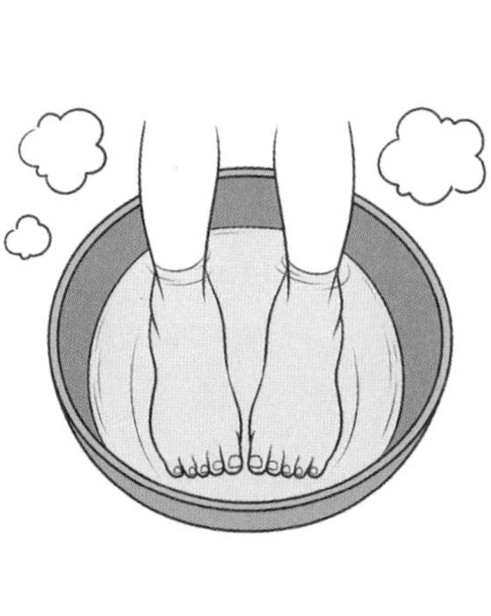

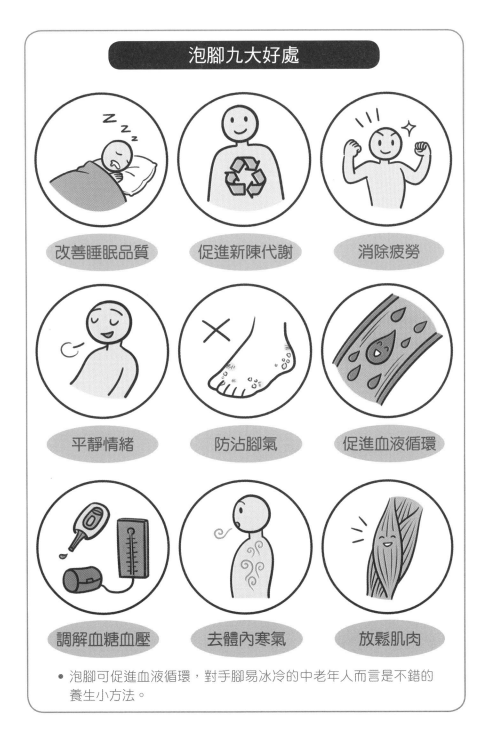

泡腳九大好處

改善睡眠品質

促進新陳代謝

消除疲勞

平靜情緒

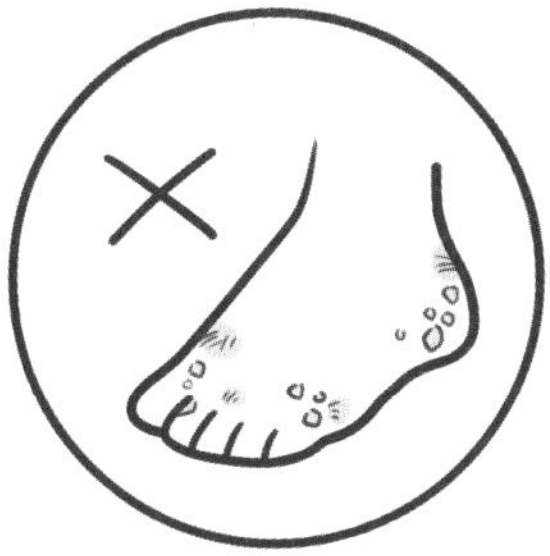

防沾腳氣

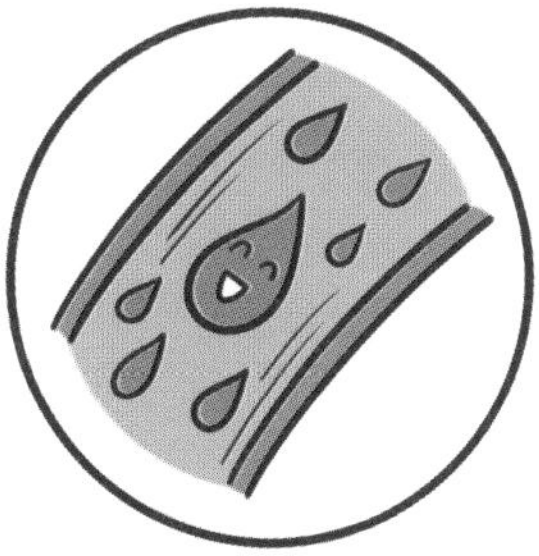

促進血液循環

調解血糖血壓

去體內寒氣

放鬆肌肉

- 泡腳可促進血液循環，對手腳易冰冷的中老年人而言是不錯的養生小方法。

按摩防水腫

水腫會讓淋巴堵塞、血液循環變差，造成疾病、虛寒體質。

造成水腫的原因：

水腫通常是因為淋巴液阻塞不順，腎臟和膀胱功能低下造成浮腫，特別是一旦疲勞氣虛、睡眠不足，身體的水分代謝能力降低，就會很容易出現水腫的現象。

容易水腫的部位

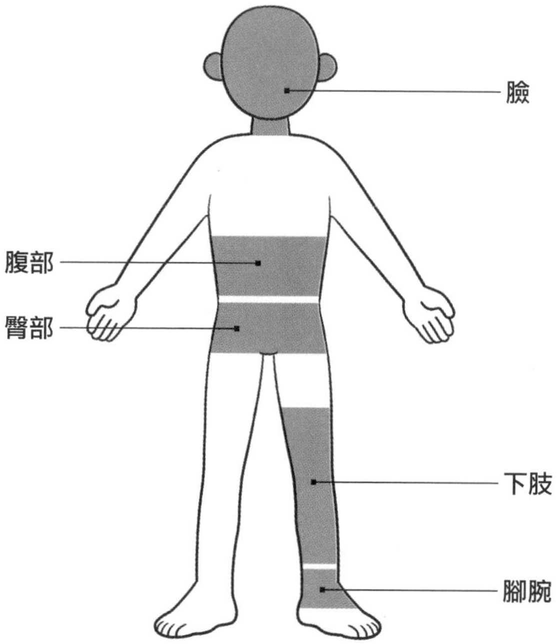

- 水腫是一種症狀，以上提供常見水腫部位供讀者參考，成因多元，對症下藥才能治療。

腹部

水分穴 肚臍正中往上 1 根手指寬度

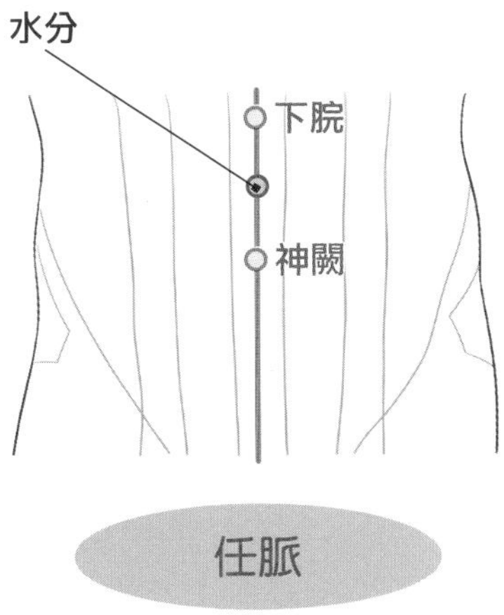

a. 為任脈穴道，在肚臍往上 1 根手指的寬度，摸起來結實有彈性的部分。

b. 雙手食指和中指重疊刺激穴位。

c. 慢慢按壓 20 ～ 30 下為準，避免在用餐前後 1 小時內進行。

足部

湧泉穴 腳底內彎，人字紋的凹陷處。

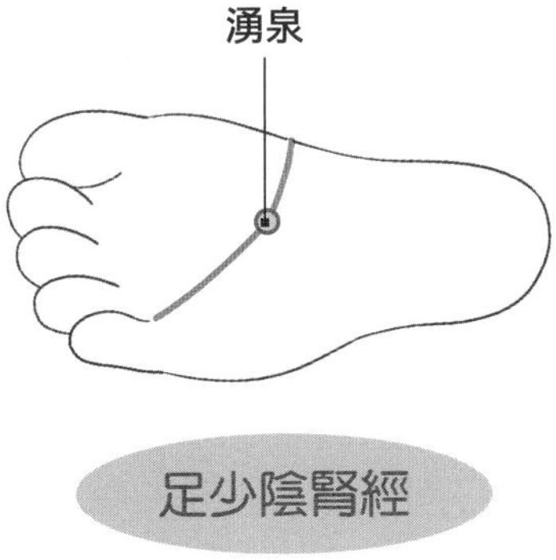

功效：

促使身體排出多餘水分的穴道是水分以及湧泉，經常刺激這兩處穴道能改善身體的排水狀況。

a. 為腎經穴道，湧泉穴位於腳底足弓部中央稍微前面一點的凹陷處，即腳趾內彎時所形成的人字紋的凹陷。

b. 雙手握住腳板，兩隻大拇指重疊刺激穴位，腳底用比較大的力道按壓，每次按壓約 3 秒鐘後放鬆，反覆刺激直到湧泉穴熱起來為止。

c. 兩腳各按摩 1 ～ 2 分鐘，也可以用高爾夫球放在地板上，用腳踩著滾動。

有益長壽的按摩方法

按摩可消除生、心理的壓力，而全身其實皆散布各穴位，可依自身需求來調節。

在中醫的理論中，多數的身體不適和疾病幾乎都與氣血循環有關，牽涉到中醫的心、肺、肝、腎諸經絡的循環。

按摩對於消除心理及生理的壓力，有很大的功效。不論是手指尖、耳朵、眼睛或腳部，都布滿了無數的經絡與穴道，各自與體內的五臟六腑相連結。以手部為例，好比專司肺經的少商穴就在大拇指上，食指上的商陽穴主司大腸的活動，反應心臟機能的少衝穴在小指指甲面上，另一個大腸經的重要穴道合谷穴則在大拇指與食指之間。按摩這些部位能促進血液循環、活絡經脈，並透過這個療程，減輕身體的疲憊與不適。要注意這些穴道在末梢，按摩時力道不可以過重。原則上按摩穴道不要在中午進行。

● 頭部

a. 按摩耳朵，促使兩耳發紅發熱。

b. 按摩鼻翼兩側

c. 眼眶指壓到太陽穴兩側，指壓到不痠不痛為止。

● 臉部

臉部指壓，以鼻樑兩側向太陽穴指壓，要指壓到不痠痛。

● 耳朵

a. 拇指各向耳下和耳後髮際凹進處施力，同時將食指、中指、無名指按在耳門骨上。

b. 用拇指和食指夾住耳朵上、中、下三個部位。按摩下部的耳垂時，用力將其往下拉，再向上摺到耳

頭部

百會穴 身體正中線與兩耳交會點。

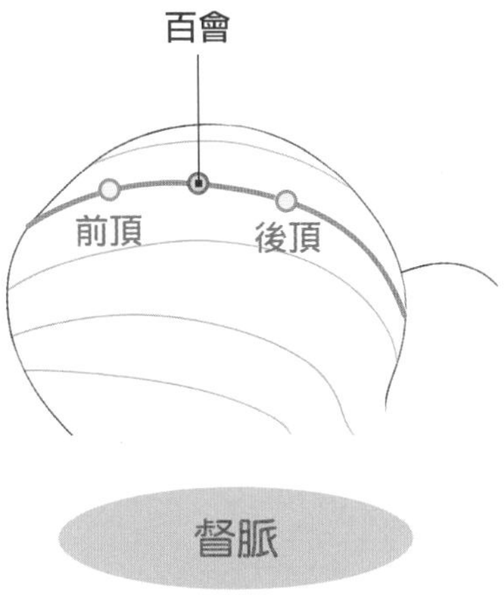

a. 頭頂，兩耳上端連線與字鼻尖往上延伸的線的交會點。

b. 兩手中指置於百會穴，稍微用力仔細揉壓約 2 分鐘。

功效：

按摩百會穴可以改善血液流動的效果，並且能調節自律神經，舒緩舒緩精神上的壓力。

頭部

風池穴 頸後枕骨下凹陷處，距離中線兩指寬。

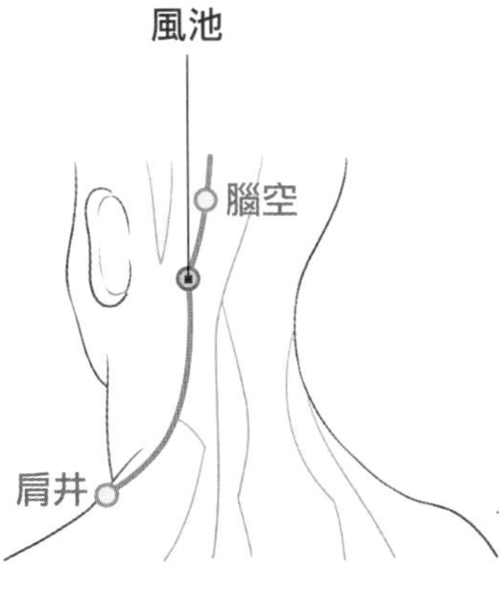

a. 雙手大拇指指腹置於風池穴，其餘四指搭在頭上以為支撐，揉壓穴位。

b. 頭一邊往後仰，一邊吐氣。

c. 接著吸氣，同時緩緩抬起頭，進行 1 ～ 2 分鐘。

功效：

按摩風池穴能促進腦部的血液運行，可以消除過度勞心神所引起的倦怠感。同時也有幫助睡眠的效果。

穴；按摩中部時，則往外拉，再往內摺回耳穴；按摩上部時，則往上拉，再往下摺回耳穴。

c. 以指腹由下而上反覆數次指壓耳朵。

● 眼睛

a. 先按壓髮際、額頭到鼻樑。

b. 中指按摩額頭的同時，拇指則按摩眼眉之間的凹處。

c. 從額頭到眼尾，沿著眼窩按摩，直到痠痛消失為止。注意力道不可過重，並且按壓部位在眼周圍眼眶骨，不可直接按壓眼球，避免對眼睛造成負擔。

● 肩頸部

肩井穴 **第七頸椎與肩峰連線的中點。**

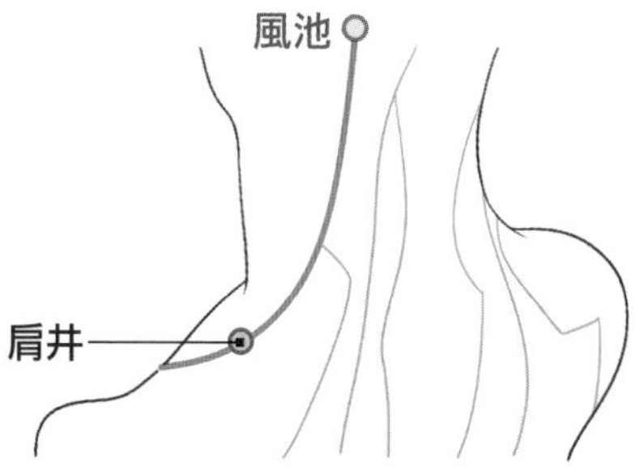

a. 脖子根部，也就是頭往前倒時最突出的地方，與肩膀兩端連線的中央，肩骨靠背部那一側。

b. 一邊按穴位，一邊慢慢轉動肩膀，中指指尖以會痛但是很舒服的力道按壓肩井穴，同時肩膀向前、後各轉動 20 ～ 30 下，另一隻手也重複同樣的動作。

足少陽膽經

功效：

減輕肩頸僵硬。

● 手

手部

陽谿穴 腕部大拇指根部的凹陷處

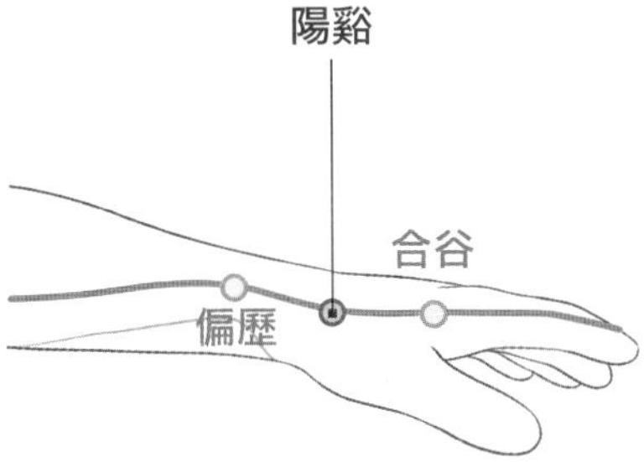

a. 大拇指放在穴位上，其餘 4 指抓住手腕。大拇指一面揉壓穴位，一面慢慢上下活動手腕。

b. 兩手各自進行 1 ～ 2 分鐘。

功效：

消除手臂因手指或手肘使用過度而感覺的倦怠無力，消除手部肌肉疲勞。

手部

曲池穴 彎曲手肘，肘橫紋外側端。

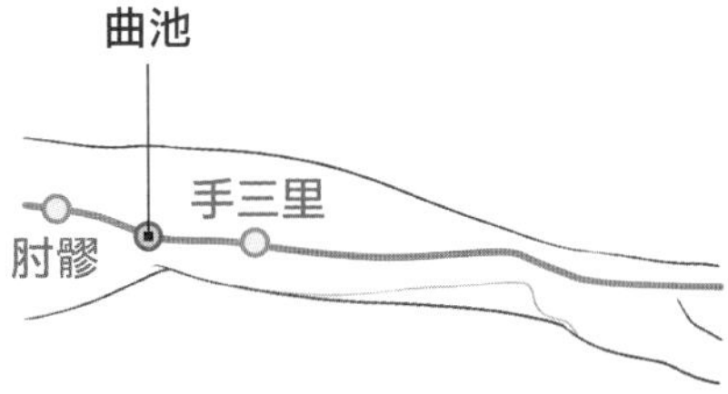

a. 手肘彎起，一手從下方包覆似的握住另一隻手。

b. 大拇指指腹置於穴位，朝骨頭方向揉壓穴位。

c. 兩臂各揉壓 10 ～ 20 下。

功效：

有效消除疲勞和僵硬。

陽谷穴

俯掌，尺骨莖突與三角骨之間的凹陷處。

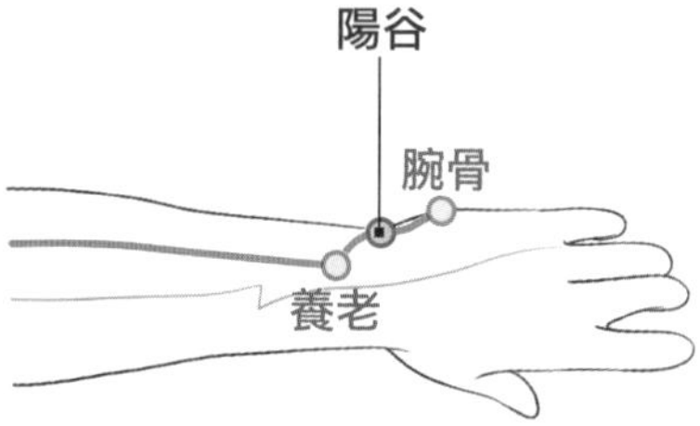

a. 大拇指放在穴位上，其餘 4 指抓住手腕。大拇指一面揉壓穴位，一面慢慢上下活動手腕。

b. 兩手各自進行 1 ～ 2 分鐘。

功效：

肩膀四周疲軟無力，肩膀老化造成的五十肩。

手太陽小腸經

陽池穴

伸臂俯掌，第四掌骨後緣凹陷處。

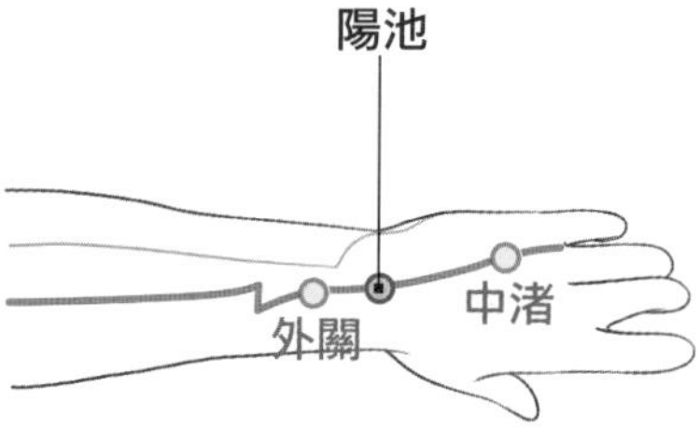

a. 大拇指放在穴位上，其餘 4 指抓住手腕。大拇指一面揉壓穴位，一面慢慢上下活動手腕。

b. 兩手各自進行 1 ～ 2 分鐘。

功效：

肩膀四周疲軟無力，肩膀老化造成的五十肩。

手少陽三焦經

腰部

腎俞穴

俯臥，肚臍平行線離脊椎正中二指幅處。

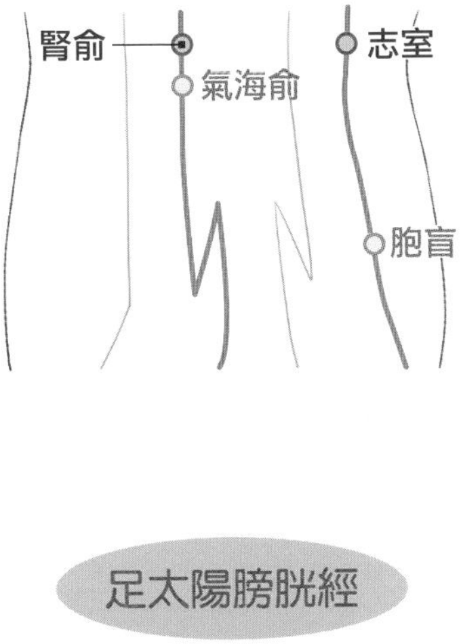

a. 腎俞穴位於肚臍正後方的脊椎兩側，離脊椎 2 根手指處；志室穴則在腎俞穴再往外移 2 根手指的地方。

b. 兩腿張開站立，與肩同寬，雙手插腰，大拇指置於腎俞穴，用力按壓。

c. 按壓時同時向左右扭轉腰步效果更好。

d. 以同方式按壓志室穴。

腰部

耳腰痛帶

耳朵上部Y型骨的下方。

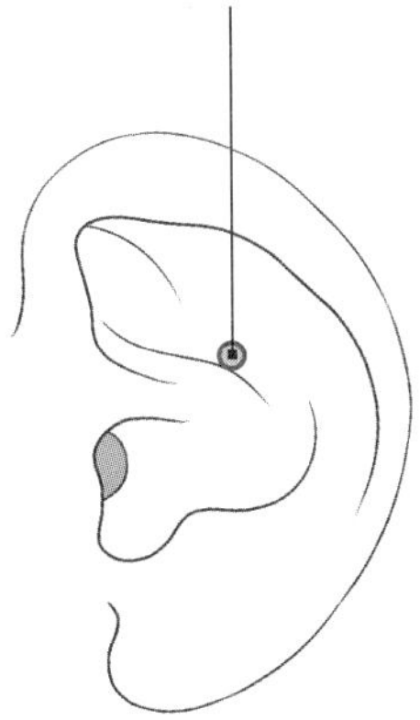

a. 耳朵的腰痛帶位於耳朵上部 Y 字型軟骨的下側。

b. 兩耳同時進行。兩手大拇指和食指先互相摩擦生熱後再抓住耳朵，大拇指置於腰痛帶。

c. 以腰痛帶最痛的一點為中心揉壓耳朵。慢慢反覆揉壓 1 ～ 2 分鐘。

足三里穴　膝蓋下方，脛骨外側凹陷處。

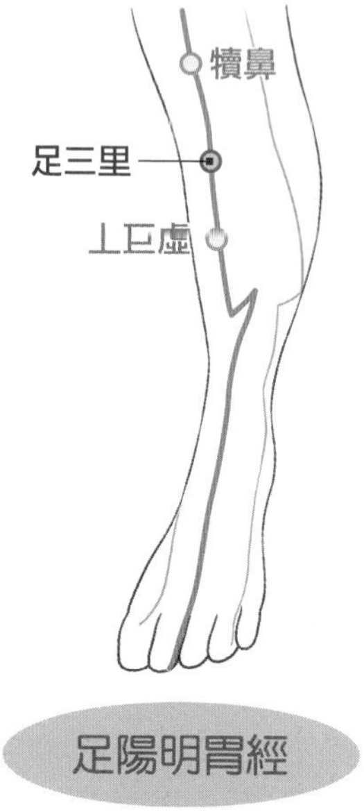

a. 膝蓋骨外側下方的凹陷處往下 4 根手指寬度，小腿脛的外側，大拇指壓了會有種近似壓迫感的疼痛。足三里穴區很大，在凹陷處按摩均可。

b. 反手將大拇指放在雙腿的足三里穴上，其餘 4 指扶著小腿腹，稍微用力朝小腿施力。

功效：

大量行走，或到了疲勞累積的傍晚，會覺得腿部腫脹、疲酸無力。可消除腿部疲勞。

內、外膝眼　膝蓋骨下方兩側凹陷處

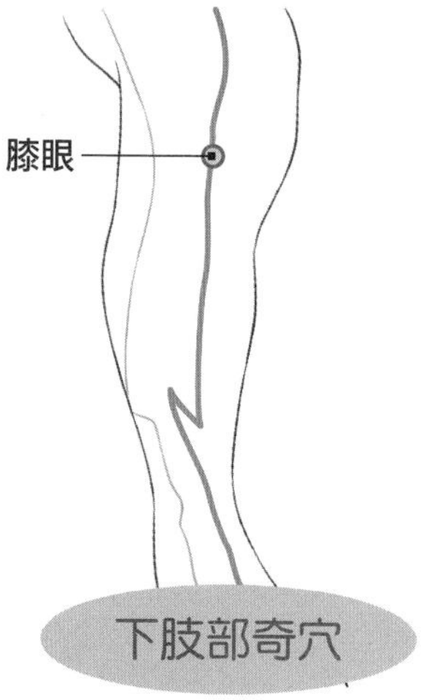

a. 內膝眼位於膝蓋骨下方凹陷的內側，外膝眼在外側。

b. 坐在椅子上，雙手摩擦生熱。

c. 手掌繞著膝蓋骨下方撫摸，會痛的地方就仔細揉壓到膝蓋熱起來。

功效：

預防因為年齡增長而引起的膝蓋疼痛。

承筋穴 膝後橫紋中點下方 5 寸位置 (約一掌幅)。

承山穴 膝後橫紋中點下方，小腿後肌肉最高點。

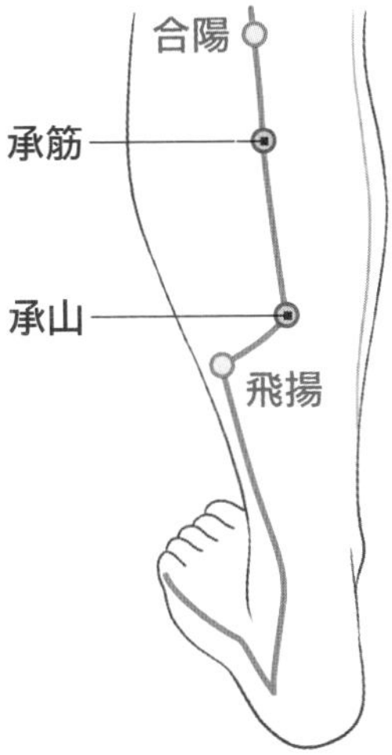

a. 承山穴在膝蓋後側和腳踝的中間，承筋穴位於小腿腹隆起最高處。
b. 雙手手指仔細揉壓整隻小腿，重點放在承筋、承山兩穴。
c. 早晚各一次，每次約 3 ～ 5 分鐘。

足太陽膀胱經

足心 腳底內彎，人字紋的凹陷處。

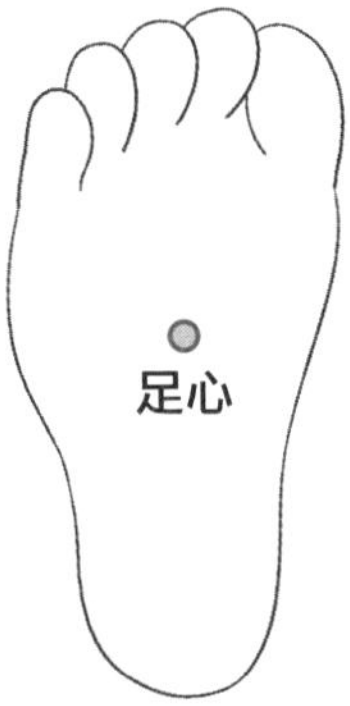

a. 位於腳底正中央。
b. 雙手大拇指重疊，用力按壓。
c. 腳踩在高爾夫球上也能確實刺激到穴位。
d. 或者每天用拳頭捶打約 30 下。

功效：

消除小腿部位的疼痛，長時間持續運動導致的肌肉疲乏，體力衰退、飲酒過量引起的抽筋等。

養老穴

尺骨末端靠橈骨的凹陷處。

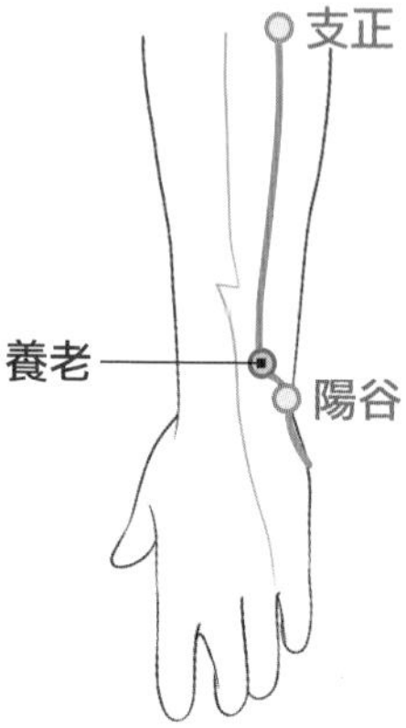

手太陽小腸經

a. 位於手背小指側手腕上突起的骨頭，偏無名指下方的凹陷位置。按壓的時候會感覺疼痛的部位。

b. 大拇指置於穴位，其餘 4 指從下方支撐手腕。

c. 大拇指用力，邊按邊揉。

d. 再一面按著穴道，一面像招手那樣，緩緩上下擺動手掌。

e. 左右各進行 1 ～ 2 分鐘。

功效：

加速全身新陳代謝，預防老化，同時具有消除過多脂肪的作用。對於脂肪肥厚、膚色暗沉、皮膚粗糙、記憶力衰退、視力下降、頸部僵硬、五十肩有效。

MEMO

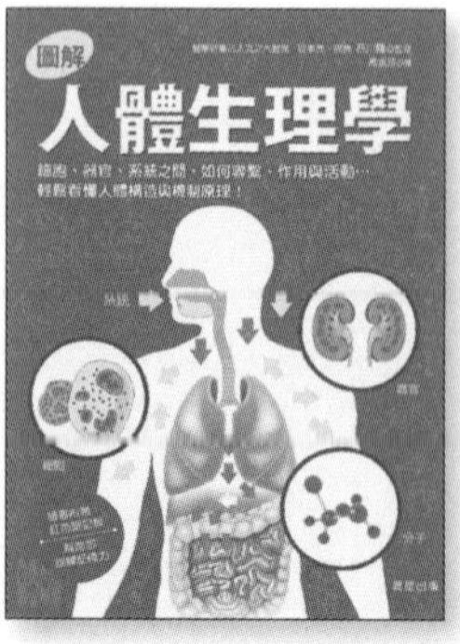

《圖解人體生理學》

石川隆◎著　高淑珍◎譯／定價350元

瞭解人體運作的必備事典！
生活教科書，您絕對用的到！

本書將生理運作，分為十個單元分別解說，並搭配超清楚的人體圖解、運轉結構圖等，讓你從頭到腳完全搞清楚，生活大小問題，一次解決！醫學不再那麼死氣沉沉了！

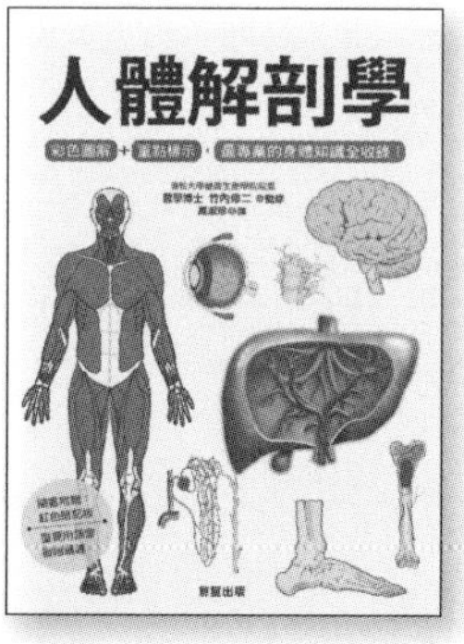

《人體解剖學》

竹內修二◎監修　高淑珍◎譯／定價350元

一本在手，人體學問不求人！

本書由整體到局部，詳細說明人體知識，器官插圖精美準確，變色關鍵字輔助記憶，是專業人士與一般讀者必備的解剖學大全！！

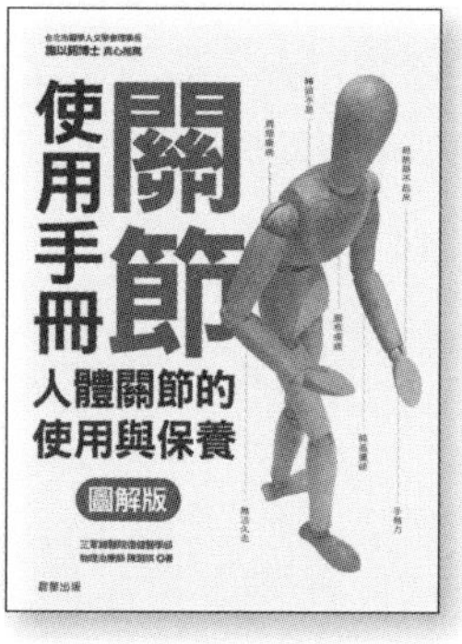

《關節使用手冊：人體關節的使用與保養【圖解版】》

三軍總醫院物理治療部　陳淵琪治療師◎著／定價250元

圖解式的關節保健完全手冊

關節是人體最容易疲累的部分，只要長期不恰當的使用，身體都會發出警訊！本書由專業的物理治療師打造，為你的健康把關，全身性的關節運動，帶領你擺脫擾人的痠痛～

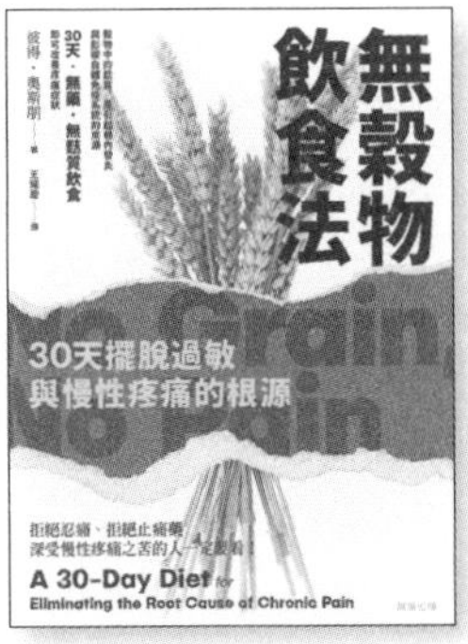

《無穀物飲食法：30天擺脫過敏與慢性疼痛的根源》

彼得・奧斯朋◎著　王耀慶◎譯／定價360元

深30天・無藥・無麩質飲食
就能消除慢性疼痛，並在15天內體驗顯著改善。

專家研發兩階段食譜，包含一般性規則通論、大多數飲食中會接觸到的穀物與麩質成分、能吃與絕對不能碰的地雷食物。

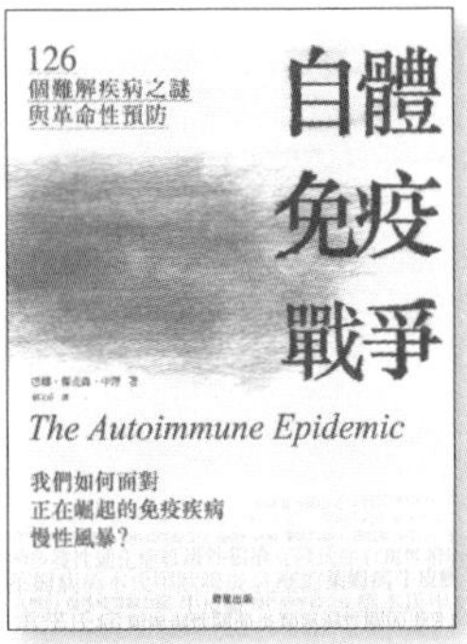

《自體免疫戰爭：126個難解疾病之謎與革命性預防》

唐娜・傑克森・中澤◎著　劉又菘◎譯／定價350元

深入探索時代最大醫學謎團，
重新思考食品、壓力和化學毒害。

全方位說明何謂自體免疫系統疾病，從報導性案例披露、患者生活與治療過程，到醫界、學界的專家建言。

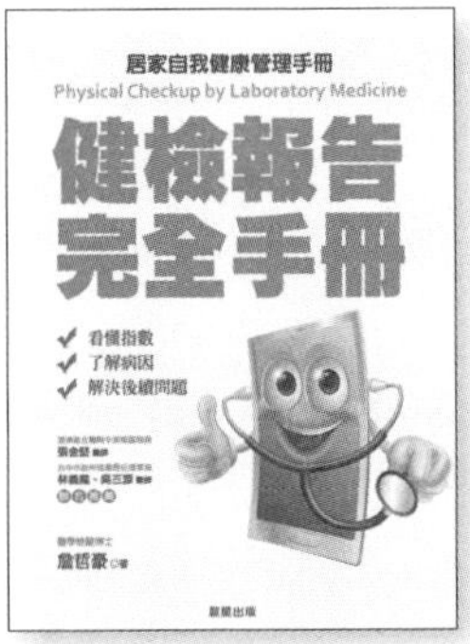

《健檢報告完全手冊》

醫事檢驗所　詹哲豪檢驗師◎著／定價699元

居家自我健康管理常備手冊

全書將健康檢查項目分為19個類別，從預防保健開始，點出一般人對健康醫療報告書的疑慮，並說明健檢的後續過程。讓您清楚知道健康檢查到底在做些什麼？

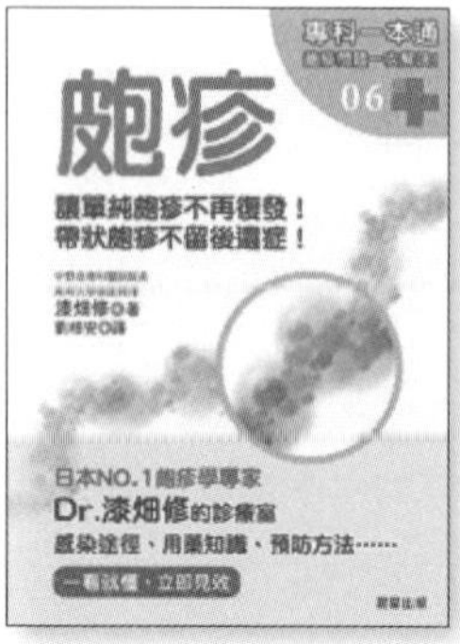

《皰疹：讓單純皰疹不再復發！帶狀皰疹不留後遺症！》

漆畑修◎著　劉格安◎譯／定價250元

皰疹專科醫生提供的最完整知識！

許多人常在春秋季節交替之際，因免疫力下降而罹患帶狀皰疹。本書搭配豐富案例、照片和圖表等實用資訊，讓你完全了解「皰疹」的各種正確知識。

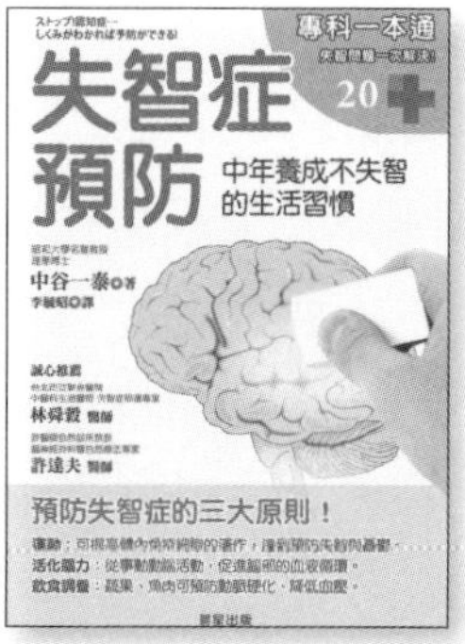

《失智症預防：中年養成不失智的生活習慣》

中谷一泰◎著　李毓昭◎譯／定價280元

阿茲海默症、帕金森氏症、血管性失智症是可以治癒、預防！

失智症不只會造成記憶力退化，還會影響到其他認知功能。本書介紹失智症的發病成因、症狀、類型、保健知識與治療方法。

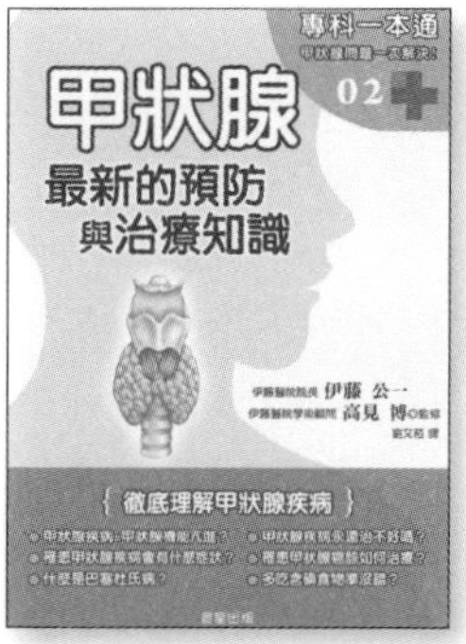

《自體免甲狀腺：最新預防與治療知識》

伊藤公一◎著　劉又菘◎譯／定價250元

甲狀腺疾病是一種文明病

以大家耳熟能詳的甲狀腺機能亢進為例，根據統計，患者主要是女性，且罹患率約為男性的10倍，特別好發於20歲至40歲間的年輕女性。推估每一百位女性中約有兩人罹患甲狀腺機能亢進。

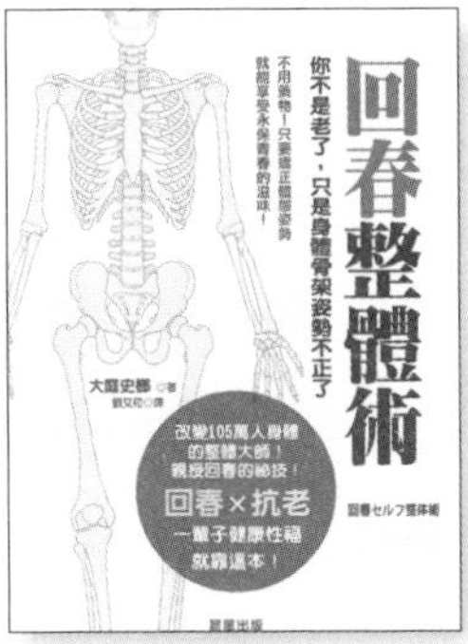

《回春整體術：你不是老了，只是身體骨架姿勢不正了》

大庭史榔◎著　劉又菘◎譯／定價320元

不用藥物！只要矯正體態姿勢，就能享受永保青春的滋味！

從脊椎、腰椎等整體醫學概念的角度，看待性愛的各種問題與現象，圖解步驟清楚易懂，讀者可透過本書瞭解自己在性事或老化上的狀況。

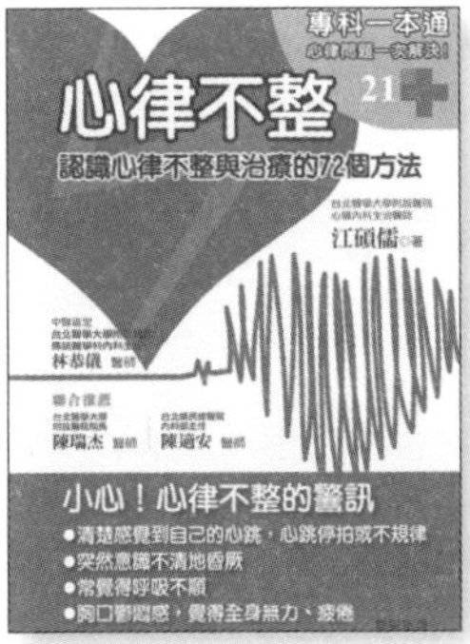

《心律不整：認識心律不整與治療的72個方法》

臺北醫學大學附設醫院主治醫師　江碩儒醫師◎著／定價290元

遠離心臟衰竭、暈眩與猝死的危機

由國內知名心臟專科江碩儒醫師親授心律不整的診斷與治療、預防，收錄72則以上與心律不整的核心問題，幫助您遠離猝死的危機。

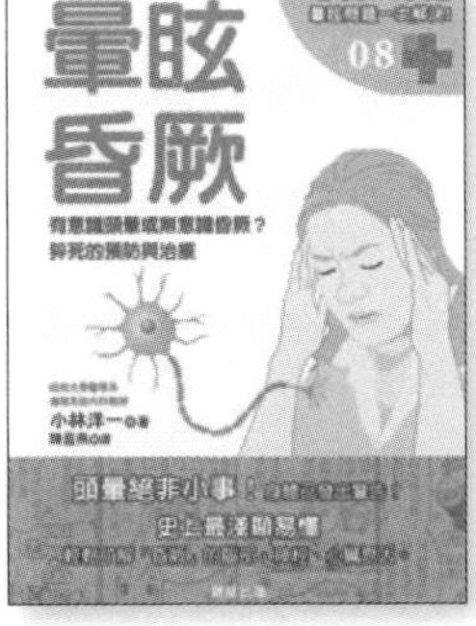

《暈眩．昏厥：有意識頭暈或無意識昏厥？猝死的預防與治療》

小林洋一◎著　陳盈燕◎譯／定價250元

頭暈絕非小事！身體已發出警告！

史上最淺顯易懂，輕鬆了解「昏厥」的腦部、神經和心臟原因。根據不同類型的昏厥，進行針對症狀的治療。

國家圖書館出版品預行編目資料

50歲以後的養生寶典／郭世芳◎著.——初版.——台中市：晨星，2017.09
面；公分.（健康與飲食；115）

ISBN 978-986-443-334-6（平裝）

1.健康法 2.養生

411.　　　106013701

健康與飲食 115

50歲以後的養生寶典

作者　郭世芳
主編　莊雅琦
企劃編輯　何錦雲
助理編輯　劉容瑄
網路行銷　吳孟青
校對　秦芸嫻、郭世芳
美術編排　林姿秀
封面設計　沈吉娜

創辦人　陳銘民
發行所　晨星出版有限公司
台中市407工業區30路1號
TEL：（04）2359-5820　FAX：（04）2355-0581
E-mail: health119@morningstar.com.tw
http://www.morningstar.com.tw
行政院新聞局局版台業字第2500號
法律顧問　陳思成律師
初版　西元2017年09月15日
劃撥帳號　22326758（晨星出版有限公司）
讀者專線　04-23595819#230

印刷　上好印刷股份有限公司

定價299 元
ISBN　978-986-443-334-6

Published by Morning Star Publishing Inc.
Printed in Taiwan.
（缺頁或破損的書，請寄回更換）
版權所有，翻印必究

◆讀者回函卡◆

以下資料或許太過繁瑣，但卻是我們了解您的唯一途徑
誠摯期待能與您在下一本書中相逢，讓我們一起從閱讀中尋找樂趣吧！

姓名：____________________ 性別：□男 □女 生日： / /

教育程度：□小學 □國中 □高中職 □專科 □大學 □碩士 □博士

職業：□學生 □軍公教 □上班族 □家管 □從商 □其他 ____________________

月收入：□3萬以下 □4萬左右 □5萬左右 □6萬以上

E-mail：______________________________ 聯絡電話：____________________

聯絡地址：□□□ ____

購買書名：50歲以後的養生寶典

・請問您是從何處得知此書？

□書店 □報章雜誌 □電台 □晨星網路書店 □晨星健康養生網 □其他 ________

・促使您購買此書的原因？

□封面設計 □欣賞主題 □價格合理 □親友推薦 □內容有趣 □其他 ________

・看完此書後，您的感想是？

____

・您有興趣了解的問題？（可複選）

□中醫傳統療法 □中醫脈絡調養 □養生飲食 □養生運動 □高血壓 □心臟病

□高血脂 □腸道與大腸癌 □胃與胃癌 □糖尿病 □內分泌 □婦科 □懷孕生產

□乳癌／子宮癌 □肝膽 □腎臟 □泌尿系統 □攝護腺癌 □口腔 □眼耳鼻喉

□皮膚保健 □美容保養 □睡眠問題 □肺部疾病 □氣喘／咳嗽 □肺癌

□小兒科 □腦部疾病 □精神疾病 □外科 □免疫 □神經科 □生活知識

□其他 ____

□ **同意成為晨星健康養生網會員**

以上問題想必耗去您不少心力，爲免這份心血白費，請將此回函郵寄回本社或傳眞至（04）2359-7123，您的意見是我們改進的動力！

晨星出版有限公司 編輯群，感謝您！

享健康 免費加入會員・即享會員專屬服務：

【駐站醫師服務】免費線上諮詢Q&A！

【會員專屬好康】超值商品滿足您的需求！

【VIP個別服務】定期寄送最新醫學資訊！

【每周好書推薦】獨享「特價」+「贈書」雙重優惠！

【好康獎不完】每日上網獎紅利、生日禮、免費參加各項活動！

請填妥後對折裝訂，直接投郵即可，免貼郵票。

廣告回函
台灣中區郵政管理局
登記證第267號
免貼郵票

407

台中市工業區30路1號

晨星出版有限公司

請沿虛線摺下裝訂，謝謝！

填回函 · 送好書

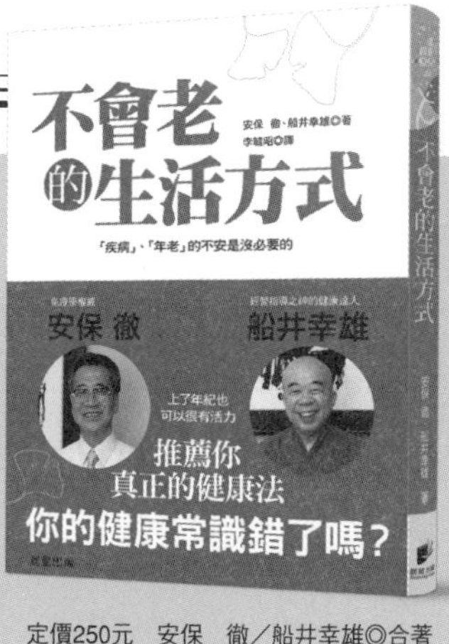

定價250元　安保　徹／船井幸雄◎合著

填妥回函後附上 65 元郵票寄回即可索取。

數量有限，送完為止。

《不會老的生活方式》

安保　徹＋船井幸雄　合著

推薦給你真正的健康法

日本免疫學權威　安 保徹，以精闢的解說揭開免疫力的真相，戳破似是而非的醫學知識。

日本經營顧問之神　船井幸雄，則結合多年經營顧問經驗和身為病患的體驗，與讀者分享如何該挑選好醫院、好醫師，以及不需醫生、不需要用藥卻能健康長壽的祕訣！

特邀各科專業駐站醫師，為您解答各種健康問題。

更多健康知識、健康好書都在晨星健康養生網。

晨星健康養生網
http://health.morningstar.com.tw

晨星健康養生網